Técnicas prácticas de respiración

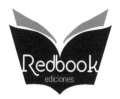

Técnicas prácticas de respiración

Alexandra Leblanc

© 2015, Alexandra Leblanc.
© 2015, Redbook ediciones, s. l., Barcelona

Diseño de cubierta: Regina Richling
Ilustración de cubierta: Shutterstock
Diseño interior: Regina Richling

ISBN: 978-84-9917-367-2
Depósito legal: B-12.731-2015

Impreso por Sagrafic, Plaza Urquinaona, 14 7º 3ª, 08010 Barcelona
Impreso en España - *Printed in Spain*

Índice

Introducción

Respirar no es una actividad intelectual. Por consiguiente, al principio puede parecer extraño leer y reflexionar acerca de algo que se hace en todo momento. Desde la primera respiración al nacer hasta el último aliento que sale de nuestro cuerpo al morir, respirar es algo que el cuerpo sabe cómo hacer para asegurar nuestra supervivencia básica. En este mismo momento, mientras lee este libro, su cuerpo está respirando y esta noche cuando se acueste su respiración fluirá aspirando y espirando sin que usted lo piense. Esta respiración automática le permite sobrevivir, pero cuando la bloquea o limita a través del hábito, esa respiración que en un tiempo realizaba de manera tan cómoda se vuelve automáticamente restringida y distorsionada. Esta respiración alterada de modo inconsciente le permite sobrevivir, pero no le deja desarrollarse. Por eso, para recuperar lo que ha sido parte de usted es necesario que esté informado y participe de manera consciente.

La respiración afecta a los sistemas respiratorio, cardiovascular, neurológico, gastrointestinal, muscular y psíquico, y también tiene un efecto general sobre el sueño, la memoria, el nivel de energía y la concentración. Todo lo que usted hace, el ritmo que mantiene, los sentimientos que experimenta y las elecciones que realiza están influidos por el metrónomo rítmico de su respiración. Cuando, como todos hoy en día, se enfrenta a niveles crecientes de estrés psicológico, físico y biológico, el metrónomo interno que determina la calidad y el estado de su respiración y de su salud puede regularse a velocidades cada vez mayores. Quizá tenga la sensación de que su vida ha llegado a ser como la de un hámster, que corre incesantemente sobre una ruedecilla sin poder detenerla ni apearse de ella. Dice que se siente estresado o agotado y la tensión y ansiedad que acompañan a ese estado de sobrecarga tan conocido parece estar socavando su deseo genuino de ocuparse de usted. Quizá recuerde una época en que se sentía lleno de energía y se pregunte adónde ha ido a parar y cómo puede recuperarla. Cuando se busca una solución es fácil enredarse en detalles, teorías y estrategias complicadas, pues es muy raro que nos detengamos a analizar los conceptos más sencillos y fundamentales. El proceso de la respiración está en el centro de toda acción y reacción que realizamos o recibimos, y por consiguiente al volver a él vamos al núcleo de la respuesta de estrés. Mediante el perfeccionamiento y la mejora de la calidad de nuestra respiración podemos sentir su impacto positivo en todos los aspectos de nuestro ser.

En la actualidad, los estudios médicos y científicos demuestran una y otra vez lo que las tradiciones orientales relativas a la salud han sabido durante siglos: cuando respiramos bien, creamos las condiciones óptimas para la salud y el bienestar. Y cuando no lo hacemos así, sentamos las bases para afecciones como la insuficiencia cardiaca y la presión sanguínea alta. Los antiguos se asombrarían ante el hecho de que hayamos tardado tanto en ver lo obvio. Ahora podemos confortarnos en el conocimiento de que la moderna investigación científica y médica apoya la creencia de que la respiración adecuada es una piedra angular para nuestro bienestar.

Cuando usted nació todo su cuerpo respiraba. Cada célula vibraba con la vitalidad de su respiración. Todos los huesos, músculos y órganos se movían con cada respiración. Cada nervio era energizado por ella, cada glóbulo la transportaba y cada instante adoptaba como ritmo propio el fraseo de su respiración. En la actualidad, la mayoría de nosotros ha olvidado cómo es respirar plena y totalmente con la vitalidad del recién nacido. Lo hemos olvidado, pero no lo hemos perdido.

Al recuperar la plenitud de nuestra respiración también recuperamos muchas otras dimensiones de nuestras vidas.

Recordar algo olvidado requiere muchos pasos. El camino hacia la recuperación suele ser sinuoso. Para que estos pasos sean más directos es útil que nos familiaricemos con nuestro cuerpo y sepamos cómo funciona. En la escuela aprendimos a leer y escribir, matemáticas y geografía del mundo, pero pocos recibimos algún conocimiento sobre el trazado geográfico de la casa en que vivimos: nuestro cuerpo. Por lo tanto, este libro es una introducción reciente hacia un lugar en el que ha vivido toda su vida, quizá sin haberse dado cuenta.

A lo largo del libro aparecen descripciones anatómicas y ejercicios que actúan como postes indicadores en el viaje. Pero no son más que eso, porque el hecho de poner nombre a sus músculos respiratorios no puede darle una experiencia directa de ellos. Imagine que está llegando a familiarizarse con su cuerpo de la misma manera que podría llegar a conocer la disposición de una casa nueva, recorriendo las mismas habitaciones y pasillos una y otra vez. Siga mirando y percibiendo desde muchas perspectivas diferentes, hasta llegar gradualmente a enfocar una imagen multidimensional. El hecho de saber adónde dirige su conciencia y sobre qué la dirige hace que la investigación resulte más enriquecedora. Sabrá que el proceso está bien encaminado cuando comience a sentirse «en casa», en su cuerpo.

Respirar plenamente no es cuestión de añadir algo, de adquirir alguna técnica nueva o de esforzarse por mejorar. Descubrir la naturalidad de nuestra respiración tiene que ver con detectar o eliminar los obstáculos que hemos desarrollado para limitarla, tanto consciente como inconscientemente. En este sentido, este libro es una guía hacia un proceso de deconstrucción, de desaprendizaje y esclarecimiento. Este libro sólo se convertirá en una guía valiosa para descubrir su respiración si usted participa activamente en las preguntas, exploraciones y ejercicios. Tómese tiempo para hacer una pausa entre uno y otro capítulo y utilice las preguntas, exploraciones y relajaciones guiadas para incorporar la información paso a paso. No trate de hacer demasiado en una sesión o en un día. Quizá también quiera repetir, como hago yo, una exploración determinada durante muchas semanas o incluso durante meses si la encuentra útil. Cuando pase a exploraciones más avanzadas puede resultarle esclarecedor volver a las más simples para medir cómo se ha profundizado la conciencia de su respiración.

Este libro puede convertirse en una herramienta de mucho valor para mejorar su respiración y su bienestar. Lo animo a utilizar este libro de un modo activo. Su plena interacción y participación con esta información es lo que literalmente dará vida a este libro. ¡Disfrute!.

1. La respiración, generadora de energía vital

La respiración es el recurso de más fácil acceso que tenemos para generar y mantener la energía vital. El aprovechamiento de este recurso implica un proceso de liberación del potente elixir de lo que llamamos la respiración «esencial», que es la que teníamos de niños. La mayoría de nosotros ha perdido la conexión con esta respiración y, por consiguiente, ha perdido la conexión con su modo natural de ser y con su fuente natural de energía. Abrir las puertas a esta fuerza vital implica redescubrir la naturaleza virgen de la respiración.

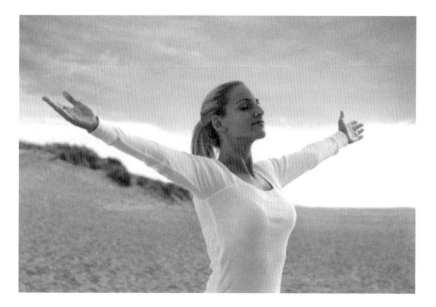

Respirar es una de las cosas más simples del mundo. Aspiramos y espiramos. Cuando respiramos con verdadera libertad, ni controlamos ni contenemos la respiración. No se requiere ningún esfuerzo para aspirar o para espirar. Debido a la simplicidad de la respiración se pensaría que es lo más fácil de hacer en el mundo. Sin embargo, si fuese verdaderamente tan fácil habría poca gente desdichada o con mala salud en el mundo. Para poder respirar libremente hay que vivir la vida sin tratar de controlar, aferrar o expulsar. Pero ¿es fácil hacer esto?

El proceso de la respiración es la metáfora más exacta que tenemos para el modo en que enfocamos la existencia, en que vivimos la vida y en que reaccionamos ante los cambios inevitables que esta nos trae.

A través del tiempo el proceso de la respiración siempre fue considerado inseparable de la salud, la conciencia y el espíritu; sólo recientemente hemos reducido a la respiración a un mero intercambio de dióxido de carbono y oxígeno.

En griego *psyche pneuma* significa aliento/alma/aire/espíritu. En latín *anima spiritus* quiere decir aliento/alma. En japonés *ki* significa aire/espíritu; y en sánscrito *prana* connotaba una fuerza vital resonante que en ningún momento es más evidente para nosotros que cuando esa fuerza se extingue con la llegada de la muerte. En chino el signo para respiración (*hsi*) se compone de tres caracteres que quieren decir "del yo consciente o corazón". La respiración era considerada como una fuerza que corría a través de la mente, el cuerpo y el espíritu como un río corre por un valle seco dando sustento a todo lo que crece en su curso.

En la actualidad, nuestra intuición acerca del poder potencial de la respiración está firmemente arraigada en la estructura misma de nuestro lenguaje. Hablamos de la respiración utilizando expresiones cotidianas, comunes, pero raramente asociamos esto con nuestra experiencia corporal inmediata. Decimos que necesitamos «un soplo de aire fresco», «me dejas sin resuello», «no podía recobrar el aliento» o (esperaba conteniendo el aliento). O exclamamos que era algo que «simplemente cortaba el aliento!». Nos quejamos de estar «sin aliento» (damos un suspiro de alivio) y decimos que necesitamos «espacio para respirar» o «tomarnos un respiro». Y con todo, somos pocos los que, cuando nos enfrentamos al cansancio, la enfermedad o la ansiedad, consideramos a la respiración como una fuente posible de regeneración. Como está justo debajo de nuestras narices, la importancia de esta fuente de energía inagotable ha escapado a nuestra atención.

La mayoría de la gente no es consciente de que respira mal. Aún son menos las personas conscientes de las consecuencias de restringir este proceso vital fundamental. El hecho de respirar mal se cobra su presa en silencio, en formas que van desde los dolores de cabeza hasta las afecciones cardíacas, pasando por una amplia serie de enfermedades comunes. Lo más significativo es que muy pocas personas entienden los modos en que restringen y distorsionan su respiración. En general, respirar con la parte superior del pecho, con demasiada rapidez o de manera superficial son males epidémicos en la actualidad. Y no hace falta el ojo experto de un especialista en problemas respiratorios para reconocer estas pautas en nosotros mismos y en los demás. Basta echar un vistazo a cualquier calle de la ciudad para comprobar la medida en que los cinturones apretados, las ropas ajustadas y las vidas ajetreadas nos dejan literalmente sin aliento.

Durante miles de años en el taoísmo antiguo, en los textos yóguicos, y en las prácticas médicas de India (Ayurveda), Tíbet y China, se han establecido correlaciones entre la respiración y el estado del cuerpo y de la mente. Más recientemente, innumerables estudios científicos han apoyado esta sabiduría antigua, vinculando la respiración natural con la mitigación de algunos de nuestros modernos problemas de salud más insidiosos. Se ha descubierto que la terapia respiratoria, a veces combinada con otras prácticas curativas como el *biofeedback* o el yoga, alivia (y en ocasiones cura) las migrañas, los estados de dolor crónico, la hipertensión (presión sanguínea alta), la epilepsia, el asma, los ataques de pánico y el síndrome de hiperventilación así como las dolencias cardíacas.

La utilidad de las técnicas respiratorias

Las técnicas respiratorias también se utilizan para ayudar a entrar en un estado meditativo a quienes padecen enfermedades terminales y a calmar el terror que suele acompañar a la enfermedad y a la muerte. Son especialmente útiles para personas que son ansiosas y se muestran incapaces de hacer más lenta su respiración. Los receptores dicen que nunca se han sentido tan relajados. Descubrimos que la meditación alivia la ansiedad, la tensión y el dolor. También instruimos a los miembros de la familia, que están felices de contar con algo que les permite sentirse útiles, conectados y unidos al paciente.

La investigación sobre relajación muestra que las técnicas de respiración pueden ayudar a prevenir la enfermedad haciendo a la gente menos susceptible a los virus y reduciendo los niveles de presión sanguínea y de colesterol. Cuando respiramos de una manera relajada pasamos de un estado metabólico destructivo a uno constructivo. Este cambio de funcionar en un estilo de estrés crónico a otro de alerta relajada puede afectar a la síntesis de proteína, grasa y carbohidratos, aumentar la producción de células por activación del sistema inmune y favorecer la regeneración ósea y el crecimiento, además de mejorar los procesos celular, hormonal y psicológico.

Experimentamos las ventajas de estos cambios químicos, celulares y neurológicos en un nivel más subjetivo en el modo en que sentimos y pensamos. Las personas que practican la respiración abierta a través de artes curativas como el Tai Chi, el yoga o la meditación consciente, son recompensadas no sólo con una salud óptima; también parecen tener una relación diferente con los elementos estresantes de la vida. Son capaces de permanecer serenas y centradas en medio del caos aparente. Definimos a estas personas como asentadas, centradas y con «presencia de ánimo.»

La respiración es uno de los muchos procesos inconscientes que tienen lugar en el cuerpo que pueden controlarse voluntariamente. Sin embargo, la recuperación de la flexibilidad extraordinaria que es el distintivo de la respiración libre no puede lograrse por obligación o actuando solo. Las técnicas respiratorias pueden ser muy eficaces, pero raras veces los medios artificiales de controlar y manipular la respiración brindan beneficios positivos a largo plazo.

La respiración nos acompaña desde el nacimiento, pero cuando crecemos comenzamos a alterar e interferir inconscientemente su libre expresión. Añadir métodos respiratorios artificiales o fabricados sólo puede servir para hacer más oscuro el proceso de despertar de esta respiración natural. No es necesario crear otra respiración. En cambio, deberíamos centrar nuestros esfuerzos en revelar esa respiración latente. Lo que se requiere no es un modo nuevo y artificial de respirar que dure tanto como la atención que le dediquemos, sino recuperar esa manera de respirar que puede ser serena y regular, flexible y espontánea. Esta respiración esencial siempre está disponible para apoyar todo lo que hagamos, ya sea correr un maratón o administrar un negocio. La respiración integrada puede ser la piedra angular para todos los demás procesos y pautas del movimiento humano, que nos permite participar en el mundo con seguridad.

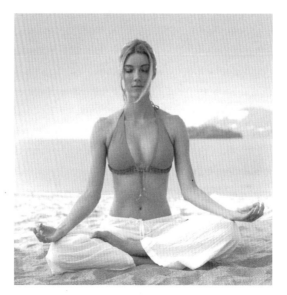

¿Quién regula la respiración?

La respiración está regulada fundamentalmente por controles involuntarios a través del sistema nervioso central y es así que nuestros cuerpos respiran automáticamente día y noche. Puesto que está controlada por el sistema nervioso autonómico, no tenemos que pensar en ella, simplemente se produce ... ¿o debemos hacerlo? Quizá observe que su respiración suele ser superficial o que suspira todo el tiempo. Puede advertir que suele contener o restringir la respiración mediante estrategias particulares, como la de tensar el vientre constantemente. Tal vez experimente la respiración como un gran esfuerzo. O se siente sin aliento con frecuencia. Quizá no preste ninguna atención a su respiración, pero se siente crónicamente cansado, irritado, inquieto o ansioso, hasta tal grado que esas sensaciones ensombrecen todas sus actividades cotidianas. Cuando su respiración se vuelve alterada inconscientemente, la parte autonómica de su sistema nervioso se reprograma, de modo que la respiración vuelve a estar automáticamente trastornada y automáticamente restringida.

En un nivel más profundo, las prácticas respiratorias muy controladas, como las empleadas en pranayama yóguico, pueden fracasar porque tal vez actúan reprimiendo los miedos y cuestiones subyacentes de carácter psicológico que conducen a hábitos de mala respiración.

En un extremo del espectro se halla la respiración inconsciente, involuntaria; en el otro extremo se halla la respiración que es controlada y regulada por la voluntad, como los ejercicios de respiración clásicos realizados por los yoguis. Entre esos dos extremos se encuentra la respiración esencial, un flujo consciente que surge de lo profundo de nuestro ser y vuelve a mezclarse naturalmente en nuestro centro. Surge de un contexto sereno y silencioso y vuelve a disolverse en esa quietud. Para acceder a esta respiración esencial, primero debemos ser capaces de centrarnos en nuestro propio proceso respiratorio y de percibirlo; es decir, debemos convertir lo inconsciente en consciente.

La recuperación del carácter esencial de la respiración es un proceso enriquecedor y gratificante, pues lo descubrimos nosotros mismos. En este mismo instante, con muy poco esfuerzo, usted puede comenzar a experimentar la respiración esencial. Tómese un momento para sentir la presencia de esta respiración dentro de usted.

2. La respiración que nos mueve

La respiración sube y baja constantemente, fluye y refluye, entra y sale del cuerpo. La respiración corporal plena es una sinfonía extraordinaria de movimientos poderosos y sutiles a la vez, que masajean nuestros órganos internos, hacen vibrar a nuestras articulaciones, y tonifican y aflojan alternadamente a todos los músculos. Es una participación plena con la vida.

La característica fundamental de la respiración es que, como la vida, cambia continuamente. La respiración oscila. Nos mece de aquí para allá, nos llena y nos vacía, se expande y se condensa. Uno de los modos más fáciles para empezar a percibir este flujo natural de la respiración es aprender a reconocer los movimientos básicos del cuerpo que están presentes durante la respiración. El movimiento indica dónde se mueve la respiración ... y dónde no lo hace. El reconocimiento de esos movimientos es el primer paso para llegar a conocer la respiración.

Cuando las dificultades de la vida parecen inmanejables, o cuando las cosas no salen tan bien como se pensaba, podemos tratar de interrumpir el curso natural de los acontecimientos restringiendo inconscientemente esos movimientos.

Interrumpimos la respiración como una manera de intentar poner a la vida bajo nuestro control. Puesto que existe esta marcada tendencia a restringir el movimiento respiratorio, el segundo paso en la recuperación de la respiración es comenzar a observar el modo en que impedimos que el aire entre y salga libremente del cuerpo. Ningún paso implica un gran esfuerzo o añadir algo, pero ambos requieren el cultivo de la autoconciencia o de la conciencia autorreflexiva.

El matrimonio de la respiración y del movimiento es profundo y duradero. Es un matrimonio que empieza con el primer respiro al nacer. La próxima vez que tenga oportunidad de coger a un recién nacido, observe cómo cada parte del cuerpo del niño se mueve con su respiración. El gato de la familia puede ser un modelo igualmente útil.

Casi todos nos sentimos desconectados de nuestros cuerpos, a menudo sin tener más familiaridad con la estructura física que nos transporta que la que se tiene con un primo lejano. Si no se siente familiarizado con su cuerpo es natural que al principio sus percepciones sean vagas e imprecisas. Puede tener sólo una sensación muy general o difusa de su respiración, pero incluso esta conciencia efímera es motivo de celebración. Tenga la seguridad de que su percepción no tardará mucho en llegar a ser más localizada y perfeccionada. Entonces su respiración llegará a ser como un amigo al que conoce bien. Las exploraciones que se incluyen en este libro tienen en cuenta esta progresión natural de la conciencia y varían desde las muy sencillas a las muy sutiles. Tómese tiempo para trabajar con las sencillas antes de avanzar.

Percibir la respiración

La calidad de la atención que se preste a la exploración de la respiración es crucial. La palabra *concentración* ha llegado a asociarse a la imagen de una pluma cogida con mano blanda o ejerciendo mucha presión. Debido a estas ideas falsas es lógico pensar que si nos esforzamos, y especialmente si nos esforzamos por respirar profundamente, nuestra respiración mejorará. Cualquiera que haya probado estas estrategias cabe que no funcionan muy bien. En las exploraciones siguientes, en lugar de tratar de asir el cuerpo con la conciencia, deje que la receptividad y la paciencia sean su guía. En lugar de exigir resultados, indague, sienta y perciba. Lo más importante a recordar en todas estas exploraciones es que no existe nada ideal en el proceso de percepción.

Nuestros esfuerzos para profundizar más la respiración también pueden estar impulsados por toda clase de ideas falsas e incorrectas sobre la misma, que se tratarán en forma detallada en próximos capítulos. La paradoja de la respiración libre reside en que se trata de un resultado de la relajación profunda y no del esfuerzo. El esfuerzo no ayuda a abrir la respiración. También podemos tener ideas basadas en lo que nos dijeron de niños (y de adultos) respecto de lo que significa respirar «profundamente». Si usted es como la mayoría de la gente, respirar profundamente significa «aspirar» con ambas fosas nasales a la vez y absorber el aire mientras empuja el pecho hacia afuera. Nuestro impulso a ser productivos junto con nuestras ideas acerca de cómo deberíamos respirar pueden ser un obstáculo importante para la recuperación de la naturalidad de la respiración.

Si se descubre etiquetando a sus percepciones —«Éste es un buen modo de respirar... esto debe querer decir que respiro mal... debería respirar más profundamente... es inútil, nunca lo haré bien...»— lo más probable es que le resulte difícil recibirlas con imparcialidad. También podrá preguntarse: «¿Qué debería sentir?» En cambio, pregúntese qué es lo que siente y estará en la senda correcta.

Confíe en que si se libera de sus ideas preconcebidas y de sus expectativas la vitalidad de la respiración emergerá naturalmente.

Antes de comenzar cualquiera de las exploraciones incluidas en este libro quítese las prendas restrictivas, como cinturones o sostenes. Hay que aflojarse o desabrocharse los collares o puños de la camisa y, si es posible, ponerse prendas holgadas. En caso de que lleve pasadores para sujetar el cabello o «cola de caballo», que podrían presionar sobre la cabeza o hacer que se incline hacia un lado, proceda a quitárselos. Si usa gafas o lentillas quizá desee quitárselas para que los ojos puedan relajarse. Siempre que sea posible, desconecte el teléfono, cierre la puerta y asegúrese de que la habitación está una temperatura agradable y el suelo bien acolchado con una alfombra o manta. Diga a los integrantes de su familia que no desea que le molesten. Asimismo, tal vez quiera cubrirse con una manta suave a fin de que su cuerpo pueda estar completamente relajado. Aunque quiera estar lo más relajado posible, en general no es una buena idea hacer las exploraciones en la cama, pues el cuerpo asocia esto con el acto de dormir. Tómese tiempo para prepararse y acondicionar el entorno para aprovechar al máximo cada sesión.

Aunque lo ideal es practicar las exploraciones en condiciones «de invernadero» donde se tenga el mínimo de distracciones, la mayoría de las incluidas en este libro pueden realizarse en cualquier escenario laboral o público. Casi todas las exploraciones en posición recostada pueden hacerse también sentado en una silla o de pie. Es posible maximizar sus efectos provechosos con medidas discretas, como aflojarse el cinturón o quitarse las gafas durante unos minutos. Puede ser un modo muy eficaz de integrar la conciencia de la respiración a las actividades cotidianas.

En algunas exploraciones sugiero el trabajo ocasional con otra persona. Si bien esto puede ser verdaderamente útil, no es necesario de ninguna manera. Todas las exploraciones pueden hacerse estando solo y no debería sentir que saca menos provecho de su trabajo si no cuenta con la ayuda de un amigo. El hecho de realizar algunos de los ejercicios en compañía de otro puede darle una perspectiva más objetiva de lo que está haciendo y, además, hacer que le resulte más fácil centrarse en determinadas zonas.

¿Dónde se origina la respiración?

Es probable que al principio diga que no siente nada. Pero cuando vuelva a esta pregunta al final de una investigación quizá descubra que siente que su respiración es más profunda, más plena, o que requiere menos esfuerzo. Deje que aparezcan todas las percepciones sin corregirlas o analizarlas. No descarte los movimientos pequeños o las percepciones aparentemente insignificantes. Todo es importante. ¿Siente que la respiración es más perceptible en determinadas zonas de su cuerpo?

¿En torno del abdomen, en el pecho o en las fosas nasales? ¿En la caja torácica? ¿Percibe su respiración en torno a los hombros o alrededor del esternón? ¿Cómo es su respiración? ¿Es desigual, dificultosa, espasmódica, rítmica? ¿Es uniforme o mecánica? Tome nota de todas las palabras o imágenes que surjan. Quizá quiera grabarlas para una referencia futura.

Tómese tiempo para echar un vistazo al cuerpo, antes y después de las otras exploraciones y movimientos. Ahora está preparado para comenzar la primera exploración.

La respiración y el movimiento

Esta exploración se propone esclarecer la relación entre respiración y movimiento. Puede servir como un trampolín para su propia exploración creativa.

Siéntese en una silla dura de manera que pueda sentir los huesos pélvicos en contacto con la silla. Deje que el pecho esté equilibrado sobre el centro del vientre. Coloque las manos sobre los muslos con las palmas hacia arriba; estire poco a poco las manos de modo que los dedos queden extendidos, pero sin estar tensos. Luego relaje las manos y deje que los dedos se doblen hacia adentro de manera que las palmas formen un ligero hueco. Siga plegando y desplegando las manos rítmicamente. Continúe de este modo durante unos minutos. Luego comience a observar su respiración. ¿Advierte alguna relación entre el movimiento de sus manos y los momentos en que aspira y espira?

Ahora extienda este movimiento de manera de abrir y volver los brazos hacia afuera, y luego relaje los brazos y vuélvalos hacia adentro. Deje que el movimiento se expanda hacia su pecho, de modo que el pecho se abra mientras usted extiende los brazos poco a poco; de la misma manera, el pecho se acomoda y se pliega hacia adentro cuando vuelve los brazos hacia adentro. Deje que toda su columna vertebral participe en el movimiento de manera que todo el cuerpo se abra y se cierre como una anémona marina. Vuelva a observar cómo su respiración se mueve en respuesta al movimiento del cuerpo. Deje que el movimiento se haga más amplio y expansivo. Sienta cómo cambia la respiración cuando el

27

movimiento se hace más amplio y luego gradualmente, durante un período de unos minutos, deje que los movimientos se hagan cada vez más pequeños hasta quedar inmóvil. Cuando cesan los movimientos amplios del cuerpo y llega a estar inmóvil, ¿puede sentir todavía el eco del movimiento dentro de usted como un pulso? ¿Ha cambiado su respiración de alguna manera?

El movimiento de las manos y de los brazos estimula el movimiento de la respiración y determina su ritmo y velocidad. Cuando su respiración se profundice voluntariamente, quizá comience a sentir como si esta produjese el movimiento. La aspiración pide a las manos que se desplieguen y la espiración lleva poco a poco los dedos hacia adentro. Algunas personas descubren este ritmo invertido, lo cual está bien. Observe su relación única con la respiración. ¿La respiración produce el movimiento? ¿El movimiento produce la respiración? Ambos están inseparablemente entrelazados.

Tómese unos momentos para acomodarse después de completar esta exploración antes de hacerse una verificación. ¿Cómo ha cambiado la percepción de su respiración? Puede utilizar este ejercicio simple para «iniciar» su respiración si esta ha llegado a ser superficial o restringida. Aunque esté en un lugar público, nadie se fijará en usted si abre y cierra las manos. Cuando esté preparado quizá desee continuar aprendiendo la posición de Descanso Natural. Esta será una posición inicial para muchas de las exploraciones respiratorias. Puesto que es natural, esta posición le permite centrarse completamente en su respiración. Tiene una desventaja: es tan relajante que puede desviarse de su objetivo o incluso quedarse dormido. El hecho de estar sentado sobre un cojín o en una silla aumentará la atención. Experimente con las posiciones alternativas que se describen a continuación, utilizando las que le parezcan más cómodas y eficaces. Asimismo, siéntase libre para cambiar de una posición a otra durante una exploración.

La posición de Descanso Natural

Necesitará una habitación cálida y tranquila, una o dos mantas, una toalla de baño o una almohada pequeña. El objetivo es encontrar una posición de relajación neutral desde la cual podamos observar la respiración es el punto inicial para la mayoría de las exploraciones incluidas en este libro. Debe encontrarse un equilibrio entre relajación y atención, más que caer en un sopor inconsciente. La posición de relajación actúa como una línea de base desde la cual podemos aventurarnos a avanzar y a la cual podemos regresar. Tómese tiempo para encontrar las posiciones que le resulten más cómodas.

Esta posición le permitirá observar cómodamente su respiración y sus movimientos durante 30 minutos. Comience por acostarse con la espalda sobre el suelo. Flexione las rodillas y coloque los pies separados según el ancho de las caderas. Experimente con la distancia entre sus

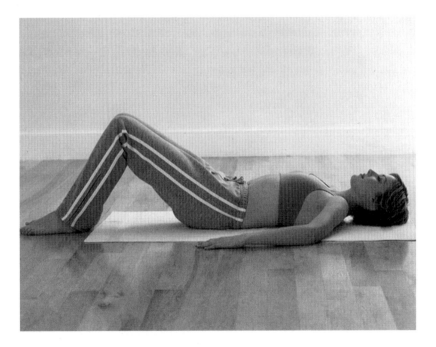

talones y sus nalgas y la distancia entre los dos pies hasta encontrar el lugar en que los huesos de las partes superior e inferior de las piernas descansan como naipes una contra la obra sin ningún esfuerzo. Si siente tensión en los muslos, es probable que haya flexionado demasiado las piernas. Si el abdomen está tenso, es probable que los talones estén demasiado alejados de las nalgas. Doble la toalla para formar una pequeña almohada y colóquela debajo de la cabeza y el cuello, de modo que el borde roce la parte superior de los hombros. Afírmese y con una espiración audible elimine toda distracción. Sabiendo que sus preocupaciones e inquietudes, sus responsabilidades y sus dificultades seguramente estarán esperándole cuando termine la sesión, comprométase a dejarlas a un lado durante este breve período de tiempo.

Posiciones de relajación alternativas

Si la posición de Descanso Natural no le parece cómoda, o si le resulta difícil permanecer atento mientras está acostado, a continuación le indicamos algunas alternativas posibles. Siéntase libre de explorarlas y utilizarlas durante las exploraciones.

- Sentado con las piernas cruzadas, colóquese un cojín o una pila de mantas debajo de las nalgas. Adapte la altura hasta que las rodillas queden por debajo del nivel de las caderas. Esto es importante, porque si las rodillas están altas en el aire, la región lumbar caerá hacia atrás, haciendo que se comprima la parte frontal del cuerpo. Esto apretará al diafragma y dificultará la respiración. Si le gusta la sensación de atención que acompaña a la postura sedente pero encuentra que le cansa la espalda, pruebe a sentarse con la espalda contra una pared.
- De rodillas. Para hacer más fácil esta posición, coloque un cojín pequeño, una manta doblada o una toalla entre las

nalgas y los talones. Con el mismo objetivo puede utilizar un reclinatorio, si lo tiene.

- Acostado de lado. Esta posición es especialmente cómoda para las mujeres embarazadas y para quienes sufren de dolor de espalda. (Acostarse de espaldas está contraindicado después del tercer mes de embarazo porque puede restringir el flujo sanguíneo hacia el feto.) Esta posición de lado puede restringir la respiración en un lado del cuerpo, pero puede resultar una auténtica bendición para breves períodos de relajación.

- Sentado en una silla. Si va a sentarse en una silla, busque una que no tenga ruedas y que le permita tener ambos pies apoyados en el suelo. Lo ideal es un taburete bajo. Es mejor trabajar sentado sobre el borde de la silla con los pies colocados un poco más separados que el ancho de las caderas, de modo que las nalgas y los dos pies formen un trípode estable. Si tiene la espalda muy débil, pruebe a sentarse apoyándola contra el respaldo de la silla.

- La postura del Niño. Algunas personas consideran que esta posición es particularmente útil para sentir el movimiento de la respiración en el vientre y en la zona pélvica. Para entrar en ella, comience por arrodillarse y luego inclínese poco a poco hacia adelante hasta que la cabeza quede apoyada en el suelo delante de las rodillas y los brazos estén plegados a ambos lados de las piernas con las palmas hacia arriba. Si esta postura le produce molestias en las rodillas, pruebe a colocar una manta entre los talones y las nalgas y una almohada pequeña debajo de la frente. Siéntase libre de moverse de una posición a otra a fin de estar cómodo en todo momento. Ahora está preparado para comenzar.

Un breve chequeo sobre la respiración

El objetivo básico de esta exploración es reunir más información específica de la que podría recoger durante un breve chequeo de la respiración. No respire de una manera determinada, ni haga respiraciones importantes y grandiosas. Simplemente observe su estilo particular de respirar. Reconozca todo lo que puede llegar a sentir y tome nota de los lugares en que no puede percibir ningún movimiento en absoluto.

- Localización de la respiración: ¿Dónde es más perceptible el movimiento de la respiración? ¿En la parte inferior de mi cuerpo o en la superior?
- Una vez que perciba esto, deje que sus manos desciendan a ambos lados del cuerpo con las palmas hacia arriba y a una distancia de unos treinta centímetros respecto de las caderas.
- Origen de la respiración: Así como un terremoto tiene un epicentro que los científicos pueden localizar, también lo tiene su respiración. ¿Dónde comienza el movimiento de la respiración?
- Frecuencia de la respiración: ¿Su respiración es rápida o lenta, o se sitúa en algún punto intermedio? Cuente las respiraciones que hace por minuto o, si es posible, haga que un amigo las cuente por usted. De doce a catorce respiraciones por minuto se considera una cantidad «normal».
- Ritmo de la respiración: ¿Hay una diferencia perceptible entre la duración de la aspiración y de la espiración? ¿Duran lo mismo?
- Textura de la respiración: ¿La textura de su respiración es regular y uniforme, o desigual y accidentada?
- Profundidad de la respiración: ¿La respiración parece profunda o superficial? Para su respiración podría ser conveniente permanecer sereno en la posición de Descanso

Natural, de modo que no trate de que sea más grandiosa durante esta pregunta.

- Calidad de la respiración: Si pudiese describir la calidad de su respiración, ¿qué palabra o palabras utilizaría? ¿Es neumática, dificultosa, ampulosa?... Deje que surjan las palabras o imágenes descriptivas sin modificarlas de ninguna manera. Cuando comencé a observar mi respiración sentí como si mis pulmones estuviesen atrapados como prisioneros dentro de mi caja torácica y mi respiración fuese espesa y densa. ¿Tiene alguna imagen que asocie con su respiración?

Ahora relájese por completo y deje que su cuerpo se confunda con el suelo. Centrar la atención en la respiración requiere energía, de modo que ahora tómese unos minutos para descansar antes de girar sobre un lado del cuerpo y sentarse en el suelo. Quizá quiera registrar sus observaciones en un cuaderno, o si está haciendo el ejercicio con un amigo o pareja, o en grupo, tal vez deseen decirse lo que han observado. Si escucha a otra persona, conténgase de analizar o interpretar la información que le ofrezca. Resulta particularmente molesto que interpreten psicológicamente la respiración de uno. Esta clase de juicio también puede socavar la confianza. En esta fase el objetivo de las investigaciones no es llegar a una conclusión, sino obtener una percepción general acerca del modo en que respira normalmente.

Movimientos de la respiración

El objetivo de esta investigación es observar algunos de los movimientos corporales que se producen espontáneamente durante la respiración relajada, sin limitaciones. Una vez que obtenga una percepción mejor del modo en que se mueve su cuerpo con su respiración puede utilizar esto como base para todas las actividades cotidianas.

Los movimientos indicados en esta exploración se presentan a partir de la experiencia de la autora y de los alumnos que han participado en estos ejercicios. No son más que sugerencias y de ninguna manera se proponen ser concluyentes. Quizá observe otros movimientos y sensaciones y estas observaciones son tan importantes, si no más, que mis sugerencias.

Puesto que en esta fase su respiración quizá no sea relajada o espontánea, resulta útil ser capaz de percibir dónde no siente movimiento. Tome nota de las zonas de su cuerpo que sienta tensas y contraídas. Para esta exploración comenzará con la postura del Niño y pasará luego a la posición de Descanso Natural. Esta exploración puede repetirse en posición sedente o de pie.

El movimiento del abdomen

Cierre los ojos. Tómese un momento para examinar mentalmente todo su cuerpo y llegue a ser consciente de lo que hoy ha traído con usted a la exploración. Luego comience a centrar poco a poco la atención en su abdomen, la zona que va desde debajo de la punta del esternón hasta encima del hueso púbico. Observe cómo se mueve su abdomen cuando aspira y espira. Experimente las sensaciones de hinchazón y asentamiento en la aspiración y en la espiración. ¿Siente alguna tensión o contracción en el vientre? ¿Tiende a llevar el vientre hacia adentro o hacia arriba? Si no está seguro de mantener tensión en el vientre, tense el abdomen durante 7 segundos llevando los músculos hacia adentro y luego afloje. Haga esto unas pocas veces hasta que pueda sentir la diferencia entre tensión y relajación en esa zona. Observe que el abdomen se alza hacia afuera en todas las direcciones —hacia arriba, hacia los lados y hacia la espalda— en la aspiración. En la espiración se retrae pero no se contrae. La retracción tiene tono y firmeza, sin ser rígida o dura. Recuerde que no tiene que hacer que la aspiración o la espiración se produzcan empujando el abdomen hacia adentro o hacia afuera. Simplemente deje que los movimientos surjan espontáneamente.

El movimiento de la base pelviana

Ahora lleve su atención hacia la base de la pelvis, es decir el espacio que va desde el hueso púbico en la parte delantera hasta el hueso caudal en la parte trasera, y de lado a lado desde un hueso de apoyo de la nalga al otro. Observe especialmente el espacio que va desde los genitales a la zona anal con el perineo en medio. Verifique que no está contrayendo el ano o tensando los músculos del esfínter urinario o genital. Verifique también en torno a la base de las nalgas en busca de alguna contracción innecesaria. Si no está seguro acerca de mantener tensión en esas zonas, contraiga las nalgas, el ano y la base pélvica durante unos 7 segundos y luego afloje. Repita esta acción varias veces, hasta que pueda reconocer la diferencia entre tensión y relajación en esas zonas.

Observe cómo se mueve la base pélvica cuando aspira y espira. ¿Puede sentir los movimientos de apertura y ensanchamiento en la aspiración? ¿Puede sentir los movimientos de compresión y tonificación en la espiración? Sienta cómo su ano se abre cuando aspira y cómo se retrae poco a poco en la fase de espiración del aire. Observe que se abre y se retrae sin ningún esfuerzo de su parte. Detecte también cómo la zona genital se abre y se hincha cuando aspira y cómo se retrae ligeramente cuando espira. Las mujeres pueden observar cómo las paredes de la vagina se despliegan y la abertura de la vagina se ensancha en la aspiración. Si tiene dificultad para sentir alguno de estos movimientos, o todos, deje caer la mandíbula para que la respiración entre y salga por la boca, permitiendo que escapen libremente sonidos o suspiros. ¡Ah! Suspirar es un modo maravilloso de ayudar a aflojar la respiración y todos los músculos que nos ayudan a respirar. Imagine que tiene una bomba eléctrica en la base de su pelvis y que cuando aspira la luz brilla y cuando espira se desvanece. Sienta la relación entre la base pélvica y loa tres movimientos del abdomen. Observe cómo siente el abdomen cuando el ano se abre y se cierra libremente, y cómo lo siente si lleva el ano hacia dentro y hacia arriba. Afloje lentamente el abdomen y sienta cómo responde la base de la pelvis.

El movimiento del sacro, del cóccix y de la columna lumbar

Ahora pase a la posición "descanso natural". Lleve la conciencia al sacro y al cóccix, así como la columna lumbar. El sacro es el hueso triangular grande que sujeta la región lumbar a la pelvis. La parte de mayor tamaño del sacro se halla encima de la hendidura de las nalgas. Y el cóccix o rabadilla, se une a la parte inferior del sacro. Si está acostado en el suelo, la mayor parte de la pelvis estará sobre su sacro.

Comience a observar cómo el sacro y el cóccix se mueven con la aspiración y la espiración. ¿Puede sentir cómo el cóccix se arquea separándose del hueso púbico en la aspiración? Cuando el cóccix oscila de un lado a otro, el sacro también oscila en el suelo. Compruebe si puede sentir cómo cambia el peso y la presión del sacro cuando aspira y espira. Cuando aspira, toda la pelvis tiende a oscilar ligeramente en un arco, de modo que la región lumbar se separa del suelo. Cuando espira, toda la pelvis tiende a oscilar de manera que la zona lumbar se aplana y se extiende sobre el suelo. Con cada respiración la columna lumbar se extiende poco a poco, separándose del suelo y con cada espiración la zona lumbar se aplana hacia el suelo y se elonga. Recuerde que estos son movimientos pequeños, más parecidos a una suave hinchazón que a una acción mecánica enérgica. Si contrae el ano y lleva el abdomen hacia adentro, impedirá que se produzca este movimiento maravilloso.

Los movimientos que ha explorado en el abdomen, la base pélvica, el sacro, el cóccix y la zona lumbar son el componente básico de la respiración natural.

El origen de la respiración esencial está en dejar que esas zonas inferiores del cuerpo se abran y se aflojen plenamente. Experimente tensando y contrayendo el abdomen, la base pélvica y músculos de las nalgas para ver qué le sucede a su respiración. ¿Cómo respira cuando mantiene rígidos estos músculos? Puede terminar su investigación aquí y tomarse un descanso, o continuar hacia arriba del cuerpo con las exploraciones siguientes.

El movimiento de la columna vertebral

Una vez más sienta cómo la rabadilla y el sacro se inclinan hacia atrás en la aspiración y se elevan ligeramente en la espiración. Esto determina un ritmo: Observe cómo la región lumbar sigue el movimiento de la pelvis oscilante, arqueándose ligeramente en la aspiración, y alargándose y aplanándose en la espiración.

Continúe la observación a lo largo de toda la columna vertebral. Podría imaginar que la columna es como un trozo de madera flotante y que cuando la ola de su respiración pasa a través del cuerpo, las vértebras de la columna flotan arriba y abajo sobre ella. ¿Hay partes de la columna donde siente claramente este movimiento? ¿Hay otros segmentos que siente rígidos?

El movimiento de las caderas

Lleve la conciencia hacia las caderas. ¿Puede sentir cómo el movimiento ondulante de la aspiración hace que los huesos de la cadera se ensanchen sobresaliendo ligeramente de sus cavidades? Si aprieta con las manos contra los lados de las caderas quizá esté en condiciones de sentir el movimiento más claramente.

También podría observar que cuando el abdomen se llena y se vacía y la pelvis oscila de un lado a otro, los huesos de la pelvis rotan alrededor de los huesos de la cadera. No trate de producir esos movimientos mecánicamente. Recuerde que su intención no es hacer una respiración grandiosa, sino observar los movimientos naturales.

Si con el curso de los años los músculos de la espalda y de las caderas han llegado a estar muy tensos debido a la inactividad o a alguna lesión, al principio quizá no esté en condiciones de sentir ninguno de estos movimientos. Tome nota de estas zonas y no se desanime. Cuando avance su flexibilidad aumentará espectacularmente, permitiéndole respirar y moverse con más libertad.

El movimiento del anillo óseo del hombro y de los brazos

Esta exploración puede hacerse sentado o de pie. Ahora lleve la atención hacia los hombros. Cuando aspire, compruebe si puede sentir el modo en que la aspiración ensancha todo el anillo óseo del hombro. Si cruza los brazos delante del cuerpo y presiona con sus manos sobre los hombros externos (o lo hace en los hombros de su pareja) puede sentir este movimiento ensanchador. Sienta que la sensación se extiende desde el esternón a través de las clavículas hasta las cavidades del hombro. También podría observar que los brazos tienden a girar hacia afuera apartándose del centro cuando aspira y a girar hacia adentro en dirección al centro cuando espira. Si encuentra que los hombros se mueven predominantemente hacia arriba y abajo en lugar de hacerlo horizontalmente, tome nota mental de ello. ¿Qué otros movimientos puede sentir en el pecho, los hombros y los brazos cuando respira?

Ahora tense y lleve el abdomen hacia adentro y arriba. Tense y lleve la base pélvica hacia adentro y arriba. Sienta lo que sucede al movimiento de la respiración en la parte superior del cuerpo, en el cuello y en los hombros cuando restringe el movimiento en la parte inferior del cuerpo.

Respiración corporal plena

Para esta última exploración adopte cualquier posición que le guste. Para terminar la observación de la respiración, imagine que su piel es como una funda tejida que cubre todo su cuerpo. Cuando aspire sienta cómo se estiran y se separan los hilos de la funda, dejando espacios abiertos en todo el cuerpo. Cuando espire, sienta cómo los hilos se contraen y las fibras se vuelven más densas y opacas.

También puede utilizar la presión de sus ropas contra su piel como un modo de observar el movimiento de la respiración en todo el cuerpo. Disfrute la sensación de todo el cuerpo inflándose y desinflándose, llenándose y vaciándose. Tómese unos momentos más para sentir los lugares de su cuerpo que se abren con la respiración.

¿Hay algún lugar en su cuerpo que no participe en la danza de la respiración? Tome nota mentalmente de esto para nuevas exploraciones. Cuando esté preparado, gire sobre un lado del cuerpo y descanse hasta que se sienta en condiciones de levantarse. Si ha estado sentado en una silla o en el suelo, inclínese hacia adelante sobre los muslos o acuéstese de espaldas y relájese durante unos instantes.

Resultado de las exploraciones

Una de las cosas que puede haber observado en las exploraciones anteriores es que cuando tensaba los músculos en la parte inferior del cuerpo la respiración era llevada hacia el pecho. Quizá haya descubierto que el cuello y los hombros, e incluso la mandíbula, se tensaban cuando llevaba el abdomen hacia adentro, apretando el ano o tensando las nalgas. Cuando se restringen estos movimientos naturales, la respiración tiende a volverse distorsionada. En lugar de inflarse con la aspiración, el abdomen se hunde hacia adentro y la parte superior del pecho se eleva. Este es un modo común de respirar de la gente cuando lleva ropas que le aprietan la cintura o trata de parecer más esbelta de lo que realmente es. A esto se le llama «respiración pectoral».

En tales circunstancias, se tiende a respirar con lo que técnicamente se llaman los músculos respiratorios secundarios, músculos cuya función es la de entrar en acción sólo durante el ejercicio intenso o en situaciones de insuficiencia de oxígeno, como después de una carrera a toda velocidad. En lugar de exagerar la respiración en el pecho, relájese y deje que todos los músculos en el abdomen y la base pélvica oscilen, lo cual estimula a los músculos respiratorios primarios más profundos para que trabajen en su plena capacidad.

Tómese un momento para anotar sus observaciones durante esta exploración. Asimismo, eche un vistazo a la ilustración de todo el cuerpo que muestra una versión simplificada de algunos de los movimientos que se producen durante la respiración.

Sentir los movimientos de la respiración en una posición de relajación reclinada es útil, pero lamentablemente no podemos vivir de este modo. Ser capaz de mantener la conciencia de esos movimientos y permitirlos en las actividades cotidianas es un paso crucial en el mantenimiento de la respiración plena en todo momento. En las próximas exploraciones ejercitará algunas posiciones comunes, cotidianas. Mientras adopta estas posturas a lo largo del día continúe sintonizando con su respiración.

En cuclillas

Póngase en cuclillas con los brazos extendidos delante de usted como apoyo. Si los talones no llegan cómodamente al suelo, apóyelos sobre una manta doblada. También puede hacer esta exploración sentado sobre el borde de una silla dura, con las piernas lo bastante separadas como para poder inclinarse hacia adelante con los brazos rodeando los muslos. Deje que la cabeza se incline relajada hacia adelante de modo que el peso recaiga algo más sobre las manos que sobre los pies. Compruebe que el abdomen puede aflojarse libremente con la respiración y que no contrae involuntariamente la base pélvica.

Ahora mire hacia atrás entre las piernas y la entrepierna. Observe el movimiento de la pelvis cuando respira. ¿Puede ver a la pelvis deslizarse ligeramente hacia arriba y atrás cuando aspira? Observe cómo la pelvis se retrae hacia atrás y abajo con la espiración. Vea si puede percibir cómo la zona lumbar oscila cuando entra y sale el aire. Este maravilloso movimiento de la pelvis balanceándose en torno a las caderas mantiene lubricadas a sus articulaciones, y fuertes y flexibles a los músculos. Estos movimientos vuelven flexible a la columna vertebral al mantener abierta la circulación y tonificar y aflojar alternadamente a los músculos de la espalda. Pruebe a tensar los músculos del abdomen y a cerrar los músculos del esfínter para comprobar cómo esto afecta al movimiento en la pelvis y en la región lumbar. Experimente hasta que pueda sentir la relación entre lo que hace con los músculos en la parte inferior del cuerpo y la respiración.

Sentado

Póngase de rodillas y siéntese sobre los talones o adopte cualquier otra postura sedente que le resulte cómoda. Cuando se sienta, ¿ha comenzado ya a contraer el vientre hacia adentro y a llevar hacia arriba la base pélvica? Relájese y observe el cóccix moviéndose hacia adelante y atrás mientras aspira y espira. Compruebe si puede sentir algunos de los movimientos que observó mientras estaba acostado en el suelo en los primeros ejercicios. En su intento de sentarse en forma apropiada, ¿mantiene el cuerpo rígido contra el movimiento fluido de la respiración? Cuando respire libremente, habrá momentos en que la columna vertebral esté algo cóncava (arqueada) y menos sustentada por el abdomen, y momentos en que esté ligeramente convexa (redondeada) y más sustentada por el abdomen. Una vez más, se trata de movimientos pequeños, de modo que no debe desechar lo que sienta porque no parezca importante. Esta fluctuación normal masajea todos los órganos internos y los músculos, llevando fluido regenerativo fresco y nutrición, y también eliminando la sangre drenada y los productos de desecho. Si permanece sentado durante períodos de tiempo prolongados, ya sea trabajando en un ordenador o meditando, quizá encuentre que hacerlo de este modo fluido evita la tensión y rigidez que mucha gente experimenta cuando intenta sentarse inmóvil.

Inclinado hacia adelante

De pie con los pies a una distancia equivalente al ancho de las caderas, con las rodillas generosamente flexionadas. Lleve el torso hacia adelante sobre los muslos.

Si la sensación de estiramiento en la parte posterior de las piernas le molesta tanto que le impide concentrarse, quizá desee hacer este ejercicio sentado en una silla. Cuando espire, deje que el peso de la respiración descienda por el torso a fin de que la columna vertebral comience a estirarse. Sienta cómo todo el torso se levanta y se separa ligeramente del suelo cuando aspira, y luego cómo se afloja hacia abajo cuando espira. No lleve el torso hacia abajo contra el movimiento natural de elevación de la aspiración. Deje que los omóplatos se eleven en la aspiración y desciendan con la espiración y continúe ese aflojamiento hacia abajo a lo largo del brazo. Si no puede percibir ningún movimiento, pruebe a respirar a través de la boca, suspirando hondo al espirar. La respiración por la boca será menos controlada y exagerará los movimientos del cuerpo, haciendo que resulte más fácil observarlos. Termine con una verificación en busca de cualquier contracción en la base del cráneo. Esta oscilación natural de todo el cuerpo afloja tensiones profundas y puede aliviar y confortar a un adulto, como le ocurre a un bebé cuando lo acunan.

Recuerde que realmente no hay nada que pueda hacer para que estos movimientos se produzcan: usted sólo puede deshacer el esfuerzo o liberarse de él, por lo que la respiración puede desplazarse libremente a través de su cuerpo. Si está sentado en una silla, presione con los pies para levantarse, impulsando hacia arriba a través de la columna, de modo que la cabeza sea la última parte en quedar erguida. Si está inclinado hacia adelante sobre las piernas, enderécese del mismo modo, terminando de pie y erguido.

De pie con fluidez

Mientras permanece de pie, examine la base pélvica. Quizá le sorprenda descubrir que ha contraído involuntariamente el ano y que ha alzado el vientre para mantenerse erguido. También puede observar que tiende a contraer automáticamente el abdomen hacia adentro cuando está de pie. Si esto es así en su caso, exagere esta acción y observe cómo se desplaza la energía en su cuerpo. ¿Puede sentir la tensión aumentando en la cabeza, el cuello y los hombros? ¿Respira más con la parte superior del pecho y el cuello?

Ahora deje que el ano se abra libremente cuando aspire. Afloje la base de las nalgas hacia los talones y, en lugar de llevar el cóccix hacia arriba, deje que el peso de la aspiración descienda por él. Deje que el vientre esté lleno y blando.

Observe si la tensión disminuye en los hombros, el cuello y la cabeza cuando respira en la parte inferior del cuerpo. ¿Permanecer de pie de esta manera le hace sentirse más conectado con el suelo bajo sus pies? ¿Siente que tiene "los pies sobre el suelo", en lugar de "la cabeza en las nubes" cuando deja que el peso de la pelvis descienda hacia las piernas?

Deje que las rodillas se relajen de modo que no estén ni flexionadas ni trabadas, pero sienta la fluidez debajo de usted. ¿Puede detectar algún movimiento en las piernas mientras permanece de pie? ¿Puede sentir algún movimiento en los hombros y en los brazos?

Si observa que tiende a mantener en tensión el abdomen, las nalgas y la base pélvica cuando está de pie, quizá desee formularse esta pregunta: ¿Cuándo me observé por primera vez contrayendo el vientre? Los niños pequeños dejan que sus vientres sobresalgan cuando respiran, de modo que la contracción del vientre es un comportamiento aprendido. Compruebe si puede localizar un periodo en el tiempo, y cualquier situación particular, en donde se encontró contrayendo el abdomen. ¿Cómo se siente al estar de pie con el vientre contraído? ¿Cómo se siente cuando deja que su vientre se afloje mientras usted permanece de pie y le permite que se mueva libremente con la respiración? Deje que las imágenes y pensamientos surjan libremente sin dirigirlos. Quizá quiera tomar nota mental o escrita de estos pensamientos e imágenes, o si está realizando estas investigaciones con una persona amiga, una pareja o un grupo, compartir lo que observó.

¿Dónde respiro?

El objetivo de esta exploración es llegar a ser más consciente de dónde respira. Con la ayuda de una pareja puede centrar la atención completamente en la respiración, permitiendo que el tacto de ésta le ayude a llevar la atención hacia zonas específicas. Aunque esta exploración puede hacerse sin la ayuda de una pareja, es muy agradable ser capaz de relajarse por completo mientras centra la atención en la respiración. Si quiere trabajar solo, coloque las manos sobre el cuerpo, empleando una presión suave pero firme. Basta con que emplee la cantidad de presión que usará para pegar un sello en un sobre.

Acuéstese sobre una superficie blanda en la posición de Descanso Natural y coloque una toalla doblada debajo de la cabeza y del cuello. La pareja que actúa como asistente puede sentarse con las piernas cruzadas (o en cualquier posición cómoda) con la cabeza mirando hacia sus pies. Tómense unos instantes para adaptar vuestras posiciones a fin de no distraerse.

Coloque una mano sobre su vientre ligeramente encima del ombligo y la otra sobre el pecho cerca de la parte superior del esternón.

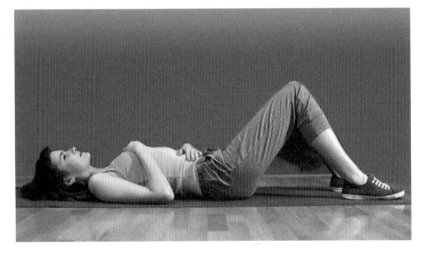

Comience a observar cómo la respiración asciende y desciende bajo sus manos. Su amigo debería aprovechar este tiempo para observar su pauta respiratoria. Cuando investigue las cuestiones siguientes, recuerde que no hay respuestas correctas o incorrectas. Sea inquisitivo y deje para más tarde todo juicio que pueda tener sobre su respiración.

Sin modificar su respiración, ¿una mano se alza más que la otra?

¿Siente más movimiento en el pecho o en el vientre? ¿Una mano se alza antes que la otra o la respiración hace que se alcen las dos al mismo tiempo? Cuando no tenga, una idea precisa acerca del modo en que respira, deje que ambos brazos caigan a los lados, a unos treinta centímetros de las caderas con las palmas de las manos hacia arriba. Esto indicará a su pareja que comience a ayudarle. Si su pareja aplica una cantidad inadecuada de presión, hágaselo saber con un gesto de las manos, pero trate de mantener las interacciones verbales al mínimo para poder centrarse en sus sensaciones físicas.

Su asistente colocará las manos sobre diferentes partes de su cuerpo. Alternativamente, usted puede utilizar sus propias manos, presionando suavemente pero con firmeza en cada zona. Donde sea que toque, deje que su respiración emane de ese lugar. Más que elevar el cuerpo mecánicamente, deje que su respiración sea como una conversación con sus propias manos o con las de su pareja. Cuando sienta presión sobre esas diferentes zonas del cuerpo, relájese y espere a que surja la vitalidad de la respiración, en lugar de forzar mecánicamente el movimiento.

Al comienzo es mejor dejar que la respiración entre y salga por la boca; esto hará que el movimiento de la respiración sea más amplio y más fácil de percibir. Asimismo, si tiende a controlar la respiración, aspirar y espirar por la boca hará más fluido el proceso de respiración. Deje que su mandíbula caiga ligeramente a fin de poder permitir la emisión de sonidos o suspiros al espirar. Siéntase libre para explorar la aspiración y espiración por la nariz en cualquier parte de los siguientes ejercicios. Comience con la parte inferior del abdomen.

- Abdomen: Ahora su ayudante debería abrir los dedos de una mano y presionar con firmeza sobre la parte inferior de su abdomen. O usted puede colocar su propia mano sobre su vientre. Deje que la respiración comience a elevar esta zona. Observe si este movimiento le resulta familiar o extraño. ¿Es fácil respirar aquí o requiere esfuerzo? Tómese hasta tres minutos para explorar cómo se mueve la respiración en esta parte de su cuerpo. Cuando quite la presión de la mano, continúe respirando en la zona que había tocado. ¿Puede respirar aquí sin ayuda?

- Movimiento diafragmático: Ahora, su ayudante puede colocar ambas manos sobre la parte inferior de la caja torácica, con los pulgares tocando los bordes internos de las costillas y los dedos envolviendo los lados externos de estas (pero no el tejido blando de la depresión debajo de la punta del esternón). Si realiza el movimiento sin ayuda, invierta el movimiento de las manos de modo que los pulgares se doblen alrededor de la parte inferior de la caja torácica con los dedos enfrentados. Deje que la respiración empiece a elevar esta zona, sintiendo que su piel toma contacto con toda la superficie de sus manos o de las de su pareja.

Deje que el movimiento se sienta tanto en los lados de la caja torácica como en la parte frontal. Observe si este movimiento le resulta familiar o extraño. ¿Es fácil respirar aquí o requiere esfuerzo? Tómese tres minutos para explorar cómo se mueve la respiración en esta parte de su cuerpo. Cuando quite la presión, continúe respirando en la zona que había tocado. ¿Puede respirar sin ayuda?

- Movimiento intercostal (movimiento de la caja torácica): Ahora haga que su ayudante desplace sus manos hacia los lados de su caja torácica justo debajo de las axilas. Alternativamente puede presionar con sus propios pulgares contra la parte superior de las costillas justo debajo de las axilas. Explore qué siente al respirar en los lados de la caja torácica. ¿Es un movimiento familiar o extraño? ¿Resulta fácil, o el acto de respirar aquí requiere gran concentración? ¿Puede sentir que los espacios entre las costillas se expanden en la aspiración y se contraen en la espiración? Tómese hasta tres minutos para explorar cómo se mueve la respiración en esta parte de su cuerpo. Cuando quite la presión, continúe respirando en la zona que había tocado. ¿Puede respirar aquí sin ayuda?

- Movimiento de la parte superior del pecho: A continuación, haga que el ayudante desplace sus manos hacia el centro de la parte superior del pecho, justo debajo de las clavículas a ambos lados del esternón. Las manos del ayudante no deberían presionar hacia el vientre, sino sugerir un ligero movimiento hacia arriba en dirección a su garganta. El ayudante debería asegurarse de que sus dedos no presionen de ninguna manera sobre la zona delicada encima de las clavículas o sobre la garganta. Si realiza esto sin ayuda, presione con la punta de los dedos contra la parte superior del pecho. Deje que la vitalidad de su respiración surja de esta parte de su cuerpo. ¿Este movimiento le resulta familiar o extraño? ¿Se encuentra esforzándose para respirar en esta zona o le resulta fácil? Tómese hasta tres minutos para explorar cómo se mueve la respiración en esta parte de su cuerpo. Cuando quite la presión, continúe respirando en la zona que ha tocado. ¿Puede respirar aquí sin ayuda?

- Movimiento craneal: Ahora su ayudante puede colocar las manos alrededor de la parte posterior de su cabeza, abarcando el cráneo mientras usted lo apoya en el suelo. Alternativamente, coloque sus propias manos en torno a los lados de su cráneo en cualquier posición que sea confortable, tanto para sus manos como para su cabeza y su cuello. Imagine que su cerebro es una bombilla que resplandece con la aspiración y se apaga en la espiración. Sienta su cráneo, especialmente en la parte posterior, expandiéndose y ampliándose cuando aspira y comprimiéndose cuando espira. Su ayudante debería mantener las manos firmes pero relajadas, de manera que permita que todo el peso de la cabeza descanse en el suelo. Observe especialmente si puede sentir la parte posterior del cráneo ampliándose y ablandándose con cada espiración. Tómese hasta tres minutos para explorar cómo se mueve la respiración en esta parte de su cuerpo.

Cuando quite la presión, continúe respirando en la zona que había tocado. ¿Puede respirar aquí sin ayuda?

- Vuelta al comienzo: Tal como hizo al comienzo de esta exploración, coloque una mano sobre la parte inferior de su abdomen y la otra sobre el pecho. Trate de ser específico cuando responda a las siguientes preguntas: ¿Observa más movimiento debajo de cada mano? ¿Su pauta respiratoria ha cambiado de alguna manera? ¿El movimiento de su respiración se distribuye de manera más uniforme entre las mitades superior e inferior de su torso? ¿La calidad de su respiración ha cambiado de algún modo? ¿Puede describir la diferencia entre el momento en que comenzó la exploración y ahora? ¿Se siente diferente? Si la respuesta es sí, ¿cómo se siente? Tómese unos instantes para relajarse antes de girar sobre un lado del cuerpo y sentarse. Antes de continuar, comparta con su pareja cómo percibió su respiración. ¿Dónde sintió dificultad para centrar la atención y expandir la respiración? ¿Dónde estuvo más hábil? Deje que la persona amiga le describa su percepción de lo que vio y sintió. A menudo las dos impresiones difieren. Si trabaja sin ayuda, tome nota de lo que observó. Recuerde que no es momento para interpretar o evaluar ninguna de estas observaciones. Simplemente es momento de observar. Si actúa como ayudante, conténgase de hacer análisis o interpretaciones psicológicas de la pauta respiratoria de su pareja.

Características de la respiración libre

Ahora que tiene una idea general de su propia respiración, quizá esté pensando: «Pero ¿cuál es el mejor modo de respirar?» El mejor modo de respirar es aquel que apoya la actividad que está realizando. Si está presentando una propuesta interesante a su jefe, su respiración tendrá que ser muy distinta a la que emplea cuando canta una canción de cuna a su hijo. Sin embargo, la respiración libre y efectiva tiene determinadas características, algunas de las cuales son:

- Oscilación: Todo el cuerpo oscila y se mueve ligeramente durante la respiración libre. Este movimiento surge naturalmente y no por la eliminación de movimiento en alguna otra parte. La oscilación tiene un modo de desplazarse secuencialmente a través del cuerpo, desde el centro hacia la periferia.
- Diafragmática: La respiración surge de manera predominante mediante la acción del diafragma central, más que a través de la acción de los músculos respiratorios secundarios más externos, que están más arriba en el cuerpo.
- Origen interno: La respiración surge desde dentro, en lugar de ser impulsada internamente de manera mecánica utilizando los músculos externos del cuerpo. En lugar de respirar, somos respirados.
- Multidireccional: La respiración se expande en todas las direcciones, irradiándose hacia afuera, del mismo modo en que una flor de diente de león se irradia desde su centro.
- Serena y regular: La respiración tiene la sensación de ser y crear serenidad en el cuerpo y en la mente. Su ritmo es regular la mayor parte del tiempo.
- Ritmo Dos/Tres/Pausa: Durante la respiración serena es normal que la aspiración sea de unos dos segundos y que la espiración sea de unos tres segundos seguida por una

pausa. Dicho de manera más simple, la espiración dura un poco más que la aspiración.

- Flexible: Así como las olas del mar surgen en una variación incesante, la respiración surge también con una variación y una adaptabilidad incesantes. La respiración cambia tal como lo hacen nuestros pensamientos, sentimientos y movimientos.
- Natural: El acto de respirar está colmado de una sensación de serenidad y relajación. Aunque no existe ninguna manera (correcta) de respirar, sí existen modos más o menos efectivos de respirar. Para entender esto será útil hacer una pausa por un momento y considerar algunas de las estructuras que sustentan a la respiración efectiva.

3. Estructuras de la respiración

La mayoría de nosotros ha recibido alguna educación sobre la anatomía del cuerpo, por lo general en forma de lecciones áridas y aburridas que había que memorizar como las capitales de provincias distantes. Pero raramente se nos pedía que experimentásemos con nuestra estructura. ¡Usted es esa información! Lamentablemente, nuestros educadores carecían de esa perspectiva esencial y así llegamos a adultos acumulando un montón de información irrelevante, aunque sin saber nada sobre nosotros mismos y sobre el cuerpo que debe llevarnos a lo largo de nuestras vidas. Este capítulo sobre respiración no tiene la intención de ser exhaustivo o teórico. Más bien se propone ayudarle a tener un conocimiento experimentado de la anatomía de su respiración. Por lo tanto, cuando lea la información incluida en este capítulo haga pausas con frecuencia para visualizar esas estructuras en su propio cuerpo. Ponga los dedos sobre su cuerpo y sienta dónde están esas estructuras. No se contente con ser un receptáculo pasivo de la información. Considero que es sumamente importante dedicar mucho tiempo y energía a la tarea de conocer su cuerpo y saber cómo funciona. Este conocimiento experimentado de su cuerpo es la mejor póliza de seguro sanitario que podrá contratar.

Cuando el aire entra en el cuerpo

Son las células quienes desean la respiración. Cuando el aire entra en nuestro cuerpo sigue un camino sinuoso a través de él, pasando por diferentes pasillos, cuartos, tubos y órganos, bifurcándose gradualmente en tributarios cada vez más pequeños hasta llegar a las células. Las células necesitan energía y la consiguen a través de los nutrientes que ingerimos y por medio de un suministro constante de oxígeno. El oxígeno es llevado por la hemoglobina de la sangre hasta llegar a los diminutos capilares de paredes delgadas. En los capilares el oxígeno es entregado al tejido e intercambiado por dióxido de carbono. Esta sangre desoxigenada, que tiene un color azulino, vuelve a fluir a través de las venas, recorriendo vasos sanguíneos cada vez más grandes hasta llegar al corazón, donde una vez más es bombeada hacia los pulmones para recibir oxígeno fresco.

Mientras los pulmones y el corazón deben trabajar en sincronía uno con el otro para que el oxígeno circule por el cuerpo, son los músculos respiratorios los que realmente hacen que el aire entre en el cuerpo. Estos músculos son como los demás músculos del cuerpo: pueden llegar a estar crónicamente tensos o contraídos, pueden debilitarse y tener un tono deficiente y pueden moverse de una manera distorsionada si se les pide que asuman tareas que no estaban destinados a realizar. Mientras podemos advertir fácilmente la tensión o tirantez en los músculos del cuello y del hombro, se requiere una conciencia más perfeccionada para sentir el estado de nuestros músculos respiratorios, porque se hallan en zonas muy profundas del cuerpo.

Músculos respiratorios primarios o secundarios

Para llegar a ser más sensible a estas estructuras es útil visualizarlas con claridad.

En el cuerpo humano los músculos respiratorios se dividen en dos grupos: primarios (esencial para la respiración plena) y secundarios. Los músculos primarios, que están en la parte más baja del torso, hacen la mayor parte del trabajo y, en general, son muy grandes y fuertes y deben trabajar más de 22.000 veces cada día. Como el corazón, que late cada minuto de nuestra vida sin cansarse, el elemento principal de la respiración, el diafragma, también se afana implacablemente sin cansarse. Los músculos secundarios, que están más arriba en el cuerpo, actúan como ayudantes auxiliares y juegan un papel importante en darnos una mayor adaptabilidad en nuestra respiración. En general, son músculos más pequeños y delicados, pero pueden actuar con energía durante breves períodos de tiempo si se los pone en acción. También pueden estar activos durante una respiración muy tranquila. A diferencia del diafragma, estos músculos secundarios se cansan rápida y fácilmente. Lo más importante a recordar sobre estos dos grupos musculares es que sus papeles nunca deberían invertirse. Nunca debería pedirse a los músculos respiratorios secundarios que asuman el papel de motores principales.

El músculo principal que es responsable del 75% de todo el esfuerzo respiratorio es el diafragma. (Un diafragma es toda pared muscular, membranosa o ligamentosa, que separa dos espacios.) El diafragma es asistido por los otros músculos primarios: los intercostales entre las costillas y los músculos abdominales que circundan la parte frontal del vientre. Los músculos respiratorios secundarios son el escaleno delgado en la parte frontal del cuello, que se une a la parte superior de la mayoría de las costillas; el pectoral en el pecho, que a los culturistas les encanta desarrollar; el esternocleidomastoideo, que va desde la apófisis mastoides, justo detrás de la oreja, hasta la parte superior del esternón y de la clavícula; y el trapecio superior, que se extiende desde la base del cráneo hasta la parte superior de los omóplatos, que la mayoría de nosotros conoce bien como cuerdas flojas de tensión que circundan la parte superior del cuerpo.

El diafragma

Puesto que el diafragma es tan importante, centraremos la mayor parte de nuestra atención en el lugar en que se encuentra, en lo que hace y en cómo se mueve. El diafragma es un músculo de gran tamaño con forma de cúpula doble que se asienta en el pecho como un paracaídas. Si procediese a cortar el cuerpo en dos y quitase los órganos abdominales, vería una estructura semejante a un recipiente resplandeciente con fibras que se irradian desde el centro de la cúpula hacia los bordes externos del cuerpo. Un tendón central marca la parte superior de la cúpula, que es de color blanquecino y ligeramente aplanado con el objeto de hacer espacio para el corazón, que descansa encima. Tal como los paneles de un paracaídas, las fibras del diafragma se irradian hacia afuera desde este tendón central. Se unen en la parte frontal a la superficie interior del xifoides (el hueso pequeño que se halla al final del esternón); a través de los lados sobre las superficies internas del cartílago, de la séptima a la duodécima costilla; y hacia abajo en toda la parte frontal de la columna por medio del crural tendinoso largo, que se une desde la primera a la cuarta vértebra lumbar. El crural actúa como un ancla para el diafragma, en gran medida del mismo modo en que un mango asegura a un paraguas. Los músculos crurales, en particular, nos dan algunos indicios acerca de por qué la respiración puede mover estructuras que se hallan tan abajo como la del cóccix. Tómese un momento para visualizar dónde está el diafragma en su cuerpo.

Los órganos por encima del diafragma deben estar conectados y en comunicación con los órganos que se hallan debajo de él, por lo que hay aberturas que permiten el paso de los vasos sanguíneos, de los nervios y del esófago. Los indios de América del Norte consideran al diafragma como el horizonte entre el cielo y la tierra, y en muchos aspectos esta analogía es correcta. El corazón y el cerebro residen por encima del diafragma, y las vísceras y los órganos sexuales se hallan por debajo. El corazón y los pulmones se hallan justo encima del diafragma y son responsables de la circulación y de la respiración. El estómago, el páncreas, la vesícula biliar y el intestino delgado se hallan justo debajo del diafragma (con el estómago sobre el lado izquierdo), y son responsables de la digestión y de la asimilación, mientras que el intestino grueso y el colon sigmoideo se ocupan de la reabsorción y de la eliminación. El hígado está debajo del diafragma sobre el lado derecho y actúa como la principal planta procesadora y recicladota del cuerpo, desintegrando los elementos tóxicos y almacenando los nutrientes importantes. El bazo, que se halla sobre el lado izquierdo junto al estómago y directamente debajo del diafragma, tiene una función inmune, puesto que contiene células que destruyen las bacterias nocivas. También recicla los glóbulos agotados y producen nuevos.

En la parte posterior del cuerpo, cerca del lugar en que se inserta el diafragma, los riñones filtran y regulan la concentración de agua sustancias disueltas en la sangre, así como los desechos que se excretan en forma de orina. Más abajo están los órganos reproductores: la próstata en el hombre, y los ovarios y el útero en la mujer. Cuando el diafragma se mueve en las expansiones exuberantes que indican la respiración plena, todos estos órganos se ven envueltos, agitados y bañados en sangre nueva, líquidos y oxígeno. Los órganos son estrujados como esponjas. La respiración estimula todo el cuerpo para que trabaje mejor y esta es la razón por la cual tiene un efecto tan profundo sobre nuestra sensación de bienestar. Subjetivamente, este movimiento libre en el interior del cuerpo también permite la comunicación entre el aspecto racional/pensante de nosotros mismos y nuestra naturaleza instintiva/animal.

Mientras se sienta, tómese un momento para experimentar el modo en que los órganos de su cuerpo migran con el flujo y reflujo de la corriente respiratoria. Coloque las manos sobre las marcas superficiales de cada órgano y sienta cómo se mueve el órgano mientras respira.

Cómo se mueve el diafragma

La posición y la forma del diafragma dependen de la fase de la respiración, de la posición del cuerpo y también del grado de saciedad en los órganos blandos. Debido a su profunda posición central, sus movimientos no son visibles directamente, sino que deben inferirse por los movimientos en la superficie del cuerpo.

Cuando inhalamos el diafragma desciende, desplazando el con-

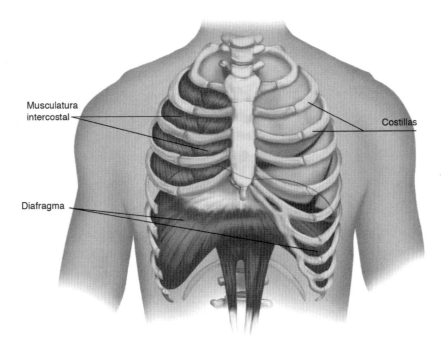

Musculatura
intercostal

Costillas

Diafragma

tenido blando del vientre y creando así un espacio más grande en el pecho. Cuando se crea este espacio, la presión en la atmósfera supera a la presión en el pecho y el aire fluye dentro para equilibrar estas presiones. Para espirar completamente, el diafragma debe relajarse y volver a alzarse, comprimiendo el aire en el pecho y permitiendo que éste sea espirado. El diafragma no sólo se mueve hacia arriba y abajo, sino que también se ensancha y se extiende hacia afuera. Para que el aire entre y salga libremente el diafragma debe ser capaz de expandirse sin sufrir restricciones. Como veremos, son muchas las maneras en que podemos limitar estas expansiones. Al hacerlo, no sólo limitamos el movimiento de entrada y salida de aire del cuerpo, sino la acción masajeante rítmica que el diafragma ejerce sobre los órganos.

El diafragma pélvico y el diafragma vocal

Tradicionalmente, el diafragma que separa las cavidades torácica y abdominal es el único que se consideraba importante para la respiración. Sin embargo, hay otros dos diafragmas que juegan papeles importantes para permitir que el diafragma más central funcione con eficacia. Estos son el diafragma pélvico y el diafragma vocal. Podría imaginarse a los tres diafragmas como cúpulas que se sitúan perpendiculares al eje vertical del cuerpo.

El diafragma pélvico que forma la base pélvica es más conocido por su función de soporte del peso de los órganos pelvianos y por su papel dinámico en el cierre del recto. El diafragma vocal, localizado en la parte superior de la tráquea, es más conocido por su papel en la fonación (emisión de sonido). Ambos son menos conocidos por su papel para facilitar la respiración corporal plena.

El diafragma pélvico es como un paracaídas invertido que se halla en la abertura semejante a la de una chimenea que hay en la base de la pelvis. En realidad, la base pélvica está formada por dos diafragmas: la capa pélvica y la capa urogenital. Los músculos del diafragma pélvico van desde el hueso púbico en la parte frontal hasta el cóccix en la espalda. Esta capa es la más profunda de las dos, con muchas de sus fibras musculares extendiéndose circularmente alrededor del ano y de los genitales. Más cerca de la superficie, el diafragma urogenital va desde el

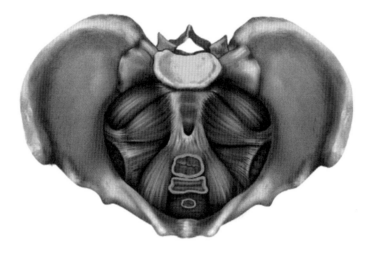

interior del isquion sobre el lado derecho hacia el interior del isquion sobre el lado izquierdo. En ambos diafragmas hay aberturas para los órganos sexuales, el tracto urinario y el ano. Cuando aspiramos, el diafragma pélvico se hincha hacia abajo y se ensancha, y cuando espiramos, se contrae hacia arriba y se estrecha.

El diafragma vocal es una estructura con forma de disco situada en la parte superior del pasaje de aire entre la tráquea y la base de la lengua. Cuando respiramos, el diafragma vocal se separa y cuando emitimos sonidos se une. Las cuerdas largas y laxas producen un sonido grave, y las cuerdas tensas y cortas dan tonos más agudos. La glotis (la tapita situada encima de la laringe que impide que los alimentos desciendan por la tráquea) también se abre cuando aspiramos y se cierra cuando espiramos. Cuando la respiración es profunda y relajada quizá haya advertido que la voz es grave. Después de hacer el amor podría advertir que su voz se parece mucho a la de Marlene Dietrich. Del mismo modo, cuando está muy nervioso y su respiración se mueve sólo en la parte superior del pecho, su voz puede llegar a ser aguda y chillona. Cuando la gente se fuerza haciendo ejercicio es posible oír la contención en el fondo de la garganta de un sonido como el de la espiración.

Recuerde que el diafragma primario debe ser capaz de ensancharse y moverse libremente hacia arriba y abajo con el objeto de que usted respire de manera hacia afuera (las cuerdas vocales y la glotis se abren, y los músculos pélvicos se aflojan y se expanden). Cuando espiramos, el diafragma vuelve a ascender en el pecho, llevando el abdomen hacia adentro y ligeramente hacia arriba. El diafragma pélvico responde yendo hacia adentro y arriba, y el diafragma vocal mediante el cierre de la glotis. Imagine a los diafragmas como puertas circulares que se abren o se cierran de golpe dependiendo del modo en que sople el viento. El movimiento de cualquiera de los diafragmas afecta a los demás.

Cuando el abdomen está crónicamente tenso y es llevado hacia adentro y arriba, como es tan común en los occidentales, el diafragma pélvico también es mantenido en un estado de contracción crónica. Los músculos del esfínter anal llegan a estar tensos y son empujados hacia adentro y arriba (dando nuevo significado a la expresión «un culo apretado»); los músculos urogenitales y perineales se contraen y se mueven hacia arriba. Cuando el diafragma pélvico está invertido hacia arriba en todo momento se produce un fenómeno curioso. Puesto que el diafragma es incapaz de completar sus desplazamientos hacia abajo, se pide a los músculos respiratorios secundarios que asuman el trabajo del diafragma.

Utilizar estos músculos para respirar hondo es muy parecido a usar un cuchillo para excavar un hoyo. Es muy fatigoso y nada eficaz. Puesto que el diafragma primario no puede moverse libremente hacia abajo, nuestra capacidad para aspirar se ve radicalmente reducida. Cuando no podemos aspirar completamente tendemos a espirar con rapidez (y por lo tanto, no lo hacemos plenamente) a fin de hacer otra aspiración con la esperanza de obtener más aire. Así se establece un ciclo según el cual cuanto más nos esforzamos por respirar menos aire obtenemos.

Por estar situado en la parte superior de la garganta, el diafragma vocal tiene una acción más sutil sobre el diafragma torácico. Mantener tensión en la garganta y en el diafragma vocal afecta indirectamente a la capacidad del diafragma central para moverse libremente hacia arriba y abajo. Ahora imagine a los tres diafragmas oscilando unos sobre otros. Si cerramos y presionamos hacia abajo con el diafragma vocal, el diafragma central reacciona reduciendo sus desplazamientos hacia arriba y abajo, y si empujamos hacia arriba con el diafragma pélvico el diafragma central no puede descender completamente, por lo que no estamos en condiciones de aspirar con plenitud.

Todas estas estrategias nos obligan a respirar con músculos irrelevantes en lugar de hacerlo con el diafragma.

¿Cómo sabe cuándo está respirando de manera inadecuada?

En general sentirá mucha tensión en la parte superior del cuerpo. Tenderá a acumular tensión en el cuello y en los hombros, y entre los omoplatos en la parte superior de la espalda. Puede incluso sentir tensión en la mandíbula, en los músculos faciales y en torno a los ojos, posiblemente en forma de dolor de cabeza. Estos no son más que algunos de los síntomas de la mala respiración, que pueden ser tan extremos como la sensación de sufrir un ataque cardiaco.

La respiración y el corazón

Si la tensión en el cuello y en los hombros fuese sólo consecuencia de la mala respiración, no deberíamos preocuparnos mucho al respecto. ¡Sin embargo, resulta que la mala respiración puede costarnos la vida! Se han realizado una serie de estudios importantes que muestran una correlación entre la respiración con la parte superior del pecho y las dolencias cardíacas. En un informe sorprendente, los pacientes que ya habían experimentado un ataque cardíaco aprendieron a respirar con el diafragma y a generalizar este comportamiento en las actividades cotidianas. Al hacerlo, redujeron de manera significativa la probabilidad de sufrir un segundo ataque cardíaco. Un estudio demostró que los 153 pacientes de una unidad coronaria respiraban predominantemente con el pecho. De la misma manera, la hipertensión esencial (presión sanguínea alta de causa desconocida) ha demostrado responder favorablemente a un régimen de respiración diafragmática.

La anatomía del corazón en relación con el diafragma nos da algunos indicios acerca de las razones por las cuales la respiración diafragmática plena tendría tal efecto positivo sobre nosotros. El corazón se halla justo sobre la zona central de la parte tendinosa del diafragma y, algo bastante curioso, está unido al diafragma por unas fundas delgadas de tejido fibroso. Cada vez que respiramos el corazón es masajeado.

Como sostiene el doctor Andrew Thomas en un extracto reciente publicado en el *Diario de la Asociación Internacional de Terapeutas de Yoga*, el hecho de que el corazón esté unido por estas fundas directamente al diafragma, e indirectamente al esternón y a las articulaciones de la parte inferior del cuello, parecería ser una estratagema que se propone asegurar la manipulación mediante la acción diafragmática. Si esto no fuese así, habría sido sencillo separar al corazón del diafragma y unirlo a una estructura rígida como el esternón. La conexión fascial está tan extendida, que es evidente que cualquier movimiento diafragmático provocará la migración del corazón y, como es razonable suponer, producirá cambios en la forma, una especie de masaje cardíaco incorporado.

Puesto que la vena cava (el vaso sanguíneo que devuelve la sangre al corazón) atraviesa el diafragma, la acción descrita anteriormente hace que aumente de tamaño momentáneamente, lo cual a su vez reduce la presión sanguínea en el tubo y permite una aceleración del flujo sanguíneo que vuelve al corazón. El diafragma, operando plena y correctamente, es así un segundo corazón.

Al considerar lo bien diseñados que estamos en tanto animales que respiramos podría pensarse que la probabilidad de respirar mal es casi la misma de contraer un arara enfermedad tropical. Esto debería ser así. Hasta el observador más improvisado descubriría que la respiración con el pecho es ubicua en todo el occidente industrializado. Cuando restringimos el movimiento normal del diafragma hacia abajo mediante pautas de contención o a través de la hiperventilación, estas distorsiones afectan a nuestro funcionamiento cardíaco, pero no podemos subestimar las consecuencias posibles de la mala respiración sobre los demás sistemas corporales.

Hay un montón de afecciones y enfermedades en que los hábitos de una mala respiración son los causantes o contribuyen a la continuación del problema.

Tratar a los síntomas de la mala respiración en lugar de la causa subyacente es muy parecido a dar a alguien con una infección renal un ungüento antibiótico de uso tópico. Y como las prácticas médicas en la actualidad tienen más bases tecnológicas, muchas enfermedades que requieren el reentrenamiento de la respiración se tratan convenientemente con medicamentos que, por supuesto, tienen sus propios efectos secundarios, algunos fatales. Hoy en día, la comunidad médica con demasiada frecuencia prescribe tranquilizantes, medicamentos antiúlceras y remedios para dormir en caso de estados que responderían favorablemente al reentrenamiento de la respiración.

Como puede verse, tenemos razones para tales hábitos respiratorios distorsionados, razones que trataremos más adelante. Por ahora, tómese un momento para hacer la siguiente exploración sencilla a fin de poder sentir por usted mismo el profundo efecto que estos diafragmas tienen unos sobre los otros, al permitir o restringir la respiración plena.

¿Cómo se relacionan los tres diafragmas?

El objetivo de esta exploración es sentir el modo en que los tres diafragmas se afectan unos a otros. Esto le ayudará a reconocer cómo puede llegar a estar restringida la respiración y cómo usted puede corregir sus propias pautas de contención de la respiración.

Siéntese en el borde de una silla dura con los pies firmemente apoyados en el suelo y colocados a una distancia ligeramente mayor al ancho de las caderas. Tómese un momento para instalarse y para examinar su respiración.

Puesto que el diafragma se halla muy profundo dentro del cuerpo, no es posible palparlo con facilidad. Pero puede sentir los movimientos inferidos del diafragma colocando las manos junto a los puntos de inserción del músculo. Cuando el diafragma se desplace hacia arriba y abajo, podrá sentir el modo en que mueve los órganos internos y los músculos superficiales si coloca la mano sobre la parte superior del vientre, justo debajo de la punta del esternón. Es allí donde el diafragma se une al xifoides. Sienta el modo en que los órganos abdominales se expanden y ensanchan hacia afuera y abajo cuando aspira.

Ahora centre su atención en la base pélvica. Métase dentro de los genitales, el perineo y el ano, y sienta cómo se abren y se expanden ligeramente en la aspiración, y se cierran y se retraen, siempre muy ligeramente, con cada espiración. Observe el cambio de presión de estas partes contra la silla. Observe cómo cuanto más relaja el vientre y el diafragma pélvico, más puede mover hacia arriba y abajo el diafragma torácico.

Ahora contraiga el abdomen y llévelo hacia adentro y arriba. Apriete con fuerza y lleve hacia arriba los músculos del esfínter anal, y contraiga y eleve los músculos del esfínter urogenital y del perineo. Exagere la elevación del abdomen, así como la de la base pélvica. Cuando contraiga estos músculos, observe cómo se mueve la respiración debajo de sus manos. Sienta cómo ha cambiado la forma del diafragma cuando aspira. ¿Puede sentir cómo el diafragma es incapaz de descender completamente?

¿Siente el modo en que los músculos respiratorios secundarios de la parte superior de la espalda, del pecho, del cuello y de los hombros se tensan cuando asumen el trabajo del diafragma? ¿Cómo se siente cuando respira de este modo?

Afloje gradualmente la contracción. Deje que el abdomen vuelva a estar lleno y blando. Observe cómo el diafragma central responde de inmediato al aflojamiento de la base pélvica. Podría probar este ejercicio permaneciendo de pie, pues la mayoría de la gente exagera esta pauta de contracción incluso más cuando está erguida.

Ahora tense el diafragma vocal como lo haría si estuviese tratando de contener una emoción. Sienta cómo han cambiado los movimientos en el diafragma central. ¿Sintió cómo el diafragma contraído hizo que tanto los desplazamientos hacia arriba como hacia abajo se hiciesen más pequeños? Ahora afloje el diafragma vocal y observe cómo cambian los movimientos debajo de su mano. Tómese unos instantes para sentir su respiración con los diafragmas pélvico y vocal relajados. Sienta la facilidad con que se mueve el diafragma sin ningún esfuerzo de su parte. ¿Alguna de las pautas de contención de la respiración le resultó conocida?

La nariz y los pulmones

Ahora que ha llegado a familiarizarse con sus diafragmas, investigaremos otras dos estructuras respiratorias muy importantes: la nariz y los pulmones. Estas dos estructuras definen la entrada y las habitaciones por donde entra y sale el aire. El examen de estas dos estructuras nos ayuda a entender por qué ciertos tipos de respiración son más efectivos que otros.

En general, no valoramos la nariz hasta que se congestiona. Todos sabemos lo horrible que es despertarse después de haber pasado una noche apoyado en una pila de almohadas boqueando en busca de aire como un pececillo. Esta heroína olvidada de nuestra anatomía hace por nosotros algo más que olfatear los aromas agradables y desagradables; la nariz prepara al aire antes de que entre al delicado tejido del pulmón a fin de que esté a la temperatura y humedad adecuadas.

El aire aspirado por la nariz se reparte entre las fosas derecha e izquierda, y se arremolina a través del vello nasal y a lo largo de los conductos revestidos con un ligero manto mucoso, que sirve para atrapar polvo, bacterias u otras partículas diminutas. A continuación, el aire entra en una cámara de tres pisos. El cerebro, los ojos y los nervios ópticos están justo encima de la cámara de la parte superior, la cavidad nasal ocupa la cámara central y la cámara inferior se halla justo encima del techo de la boca (bóveda palatina). Estas cámaras reciben el nombre de cornetes y la aerodinámica de sus paredes curvas hace que el aire se arremoline, lo cual le permite pasar sobre una superficie mucho mayor. Mientras el aire baila un vals vienés en los cornetes recoge humedad, por lo que antes de entrar a los pulmones tendrá el nivel higrométrico adecuado. Los cornetes suministran hasta dos litros de agua aproximadamente cada día. Una vez que el aire ha pasado por estas cámaras también ha alcanzado la temperatura corporal.

También sabemos que el aire entra alternativamente a la nariz a través de las fosas nasales izquierda y derecha a lo largo del día. La sangre se desplaza de una a otra fosa nasal cada noventa minutos aproximadamente, haciendo que una fosa nasal se abra y la otra se vuelva más congestionada. Los estudios científicos han demostrado que cuando la fosa nasal izquierda está abierta el hemisferio derecho del cerebro es más dominante, activando el lado más creativo y emotivo de la mente. Cuando la fosa nasal derecha está abierta, el hemisferio izquierdo es dominante, lo cual facilita la actividad mental más analítica, racional e intelectual.

Los yoguis observaron este fenómeno miles de años atrás y desarrollaron una práctica sofisticada llamada «respiración alterna de las fosas nasales», o nadi shodhanam, en la que cambiaban deliberadamente el flujo de aire a través de las fosas nasales para equilibrar su psicofisiología. Creían que cuando la fosa nasal derecha estaba abierta el surya, o elemento sol/calentador, era dominante y que cuando estaba abierta la fosa nasal izquierda predominaba el chandra, o elemento luna/enfriador. Al abrir y cerrar las fosas nasales siguiendo pautas diversas uno podría ajustar la fisiología del cuerpo de la misma manera que se regula un grifo de agua caliente y fría para que salga agua caliente. Aunque la investigación actual sobre el tema es controvertida, muchos creen que el predominio de la fosa nasal derecha estimula al sistema nervioso simpático que provoca excitación y que el predominio de la fosa nasal izquierda excita al sistema parasimpático que produce relajación alternando el flujo de aire de un modo regulado los yoguis podían haber estado tratando de crear un equilibrio en los dos lados del sistema nervioso autónomo, y entre excitación y relajación.

Determinación de la fosa nasal dominante

Hay una serie de maneras para poder determinar cuál es el lado de la nariz por el cual usted respira. Un método efectivo consiste en humedecerse el dedo índice con la lengua y colocarlo justo encima del labio superior perpendicular a la nariz. Cuando se respira por la nariz en general puede sentirse qué lado está más abierto.

Cierre suavemente una fosa nasal con el pulgar y luego haga una espiración breve y enérgica a través de la otra. Haga lo mismo con el otro lado y luego vea si puede distinguir qué fosa nasal emite el tono más agudo. La que tiene el tono más agudo está más abierta, aunque quizá tenga que hacer esto unas pocas veces antes de discernir la diferencia. Tenga presente que en algunas ocasiones usted respira igualmente a través de ambas fosas nasales, por lo que el tono podría ser el mismo.

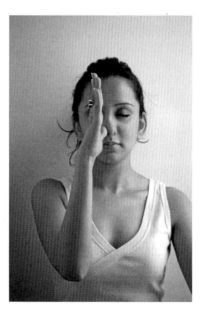

El lavado nasal

La infección de los nasales ha sido identificada por el National Center for Health Statistics como la peor dolencia crónica en Estados Unidos. Treinta y tres millones de estadounidenses sufren de enfermedad de los senos cada año, con un gasto anual de 1.500 millones de dólares en medicamentos de venta sin receta.

Puesto que la nariz es el acceso hacia el aparato respiratorio, es importante que esos conductos se mantengan limpios y despejados para evitar problemas como congestión de senos, inflamación, infección, dolores de cabeza, garganta inflamada y lesión pulmonar. Durante más de un siglo los médicos utilizaron enjuagues salinos para limpiar los conductos nasales de desechos infecciosos. Lamentablemente, la aparición y la popularización de medicamentos costosos para tratar los problemas nasales ha superado a este procedimiento; un desarrollo lamentable, porque ha ensombrecido a un método simple, barato y rápido que puede evitar la aparición de problemas. Lo que sabían los médicos de nuestros antepasados en la actualidad es respaldado por varios estudios clínicos que apoyan la irrigación nasal en el tratamiento de la rinitis (inflamación de la nariz) y de la sinusitis (inflamación de los senos).

Así como utiliza el cepillo de dientes diariamente para mantener la dentadura y las encías limpias y sanas, igualmente puede irrigar sus conductos nasales para protegerse de la sinusitis, los resfriados, la gripe y las alergias. Una sustancia ligeramente salina limpia los conductos de partículas extrañas, mantiene sano el manto mucoso de la nariz y contribuye a que el tejido se haga más fuerte y por lo tanto más resistente a la penetración de bacterias nocivas. Un defensor de la irrigación nasal, el doctor David Kuhns, dice que el lavado nasal es como caminar por una playa y respirar aire salobre. Es absolutamente agradable y después se puede respirar con la nariz bien despejada. Lamentablemente, a mucha gente esta idea de verterse agua en la nariz les resulta tan repulsiva como hacerse un enema en un lugar público.

La congestión excesiva puede impedir el proceso de irrigación, pero el uso repetido de este método disolverá gradualmente el bloqueo. Experimente con inclinar la cabeza hacia un lado y ligeramente hacia adelante hasta que el agua encuentre su camino ascendente y salga por la otra fosa nasal. El líquido no debería seguir subiendo hasta las cámaras superiores de los cometes, pues provocaría una desagradable sensación de hormigueo en la parte superior de la cabeza. Si sucede esto es porque está inclinando demasiado la cabeza hacia atrás.

Puede requerir un poco de práctica llegar a encontrar el ángulo adecuado, por lo que no debe preocuparse si no lo logra en el primer intento. Haga una pausa y suénese a través de ambas fosas nasales en el lavabo. No cierre ambas fosas nasales, porque podría llevar el agua hacia las trompas de Eustaquio del oído. Prepare una nueva mezcla de agua y sal y haga lo mismo del otro lado. Cuando haya terminado, tire el resto del agua en el lavabo. Si es necesario, suénese muy suavemente con un pañuelo de papel, sin apretar las fosas nasales, a fin de poder expeler las últimas gotas de agua.

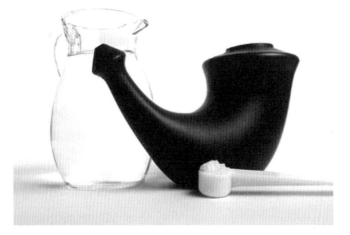

Los pulmones y la caja torácica

Rodeados por la armadura protectora de las costillas y el esternón, los pulmones viven dentro del pecho, sobresaliendo unos 2,5 centímetros por encima de la parte superior de las clavículas en la parte delantera y extendiéndose hacia abajo hasta la décima vértebra torácica en la espalda. Si se coloca de pie y pone sus manos sobre la espalda a unos 10 centímetros por encima de la cintura, sentirá la base de los pulmones. La mayor difusión de oxígeno y de dióxido de carbono se produce en la parte inferior de los pulmones debido a la más alta densidad de capilares que rodean a los sacos de aire microscópicos llamados alvéolos. Puesto que los capilares se distribuyen más generosamente en la parte inferior de los pulmones, la respiración con la parte superior del pecho se traduce en un intercambio de oxígeno menos eficiente que con la respiración diafragmática profunda.

La caja torácica se une al esternón en la parte delantera y a la columna vertebral en la espalda. Hay articulaciones móviles entre las costillas y la columna vertebral en la espalda, y entre las costillas y el esternón en la parte delantera. Cada costilla consta de una parte ósea y de otra cartilaginosa. La caja torácica, con todos sus huesos maravillosamente curvados y articulaciones móviles, se parece bastante a una jaula mágica. Para algunas personas la palabra jaula evoca imágenes de encarcelamiento o restricción. Si este es su caso, podría imaginarse a las costillas como «aros», como si fuesen un hula hoop. Cuando aspira, las costillas se elevan y se extienden hacia afuera y arriba, y cuando espira van hacia adentro y abajo. Examine detenidamente la representación del tórax y el modo en que las costillas cambian de posición entre la inspiración y la espiración. Ponga las manos sobre sus costillas y compruebe si puede sentir el modo en que cambian de posición cuando respira.

La capacidad de sus pulmones de expandirse por completo está directamente relacionada con la flexibilidad de los músculos intercostales (los músculos que se hallan entre las costillas) y la apertura de la columna vertebral y de la caja torácica.

Si la columna se vuelve rígida limitará el movimiento de la caja torácica, y si la caja torácica se vuelve rígida ello a su vez limitará el movimiento de los pulmones. Esta es la razón por la cual en este libro se pone tanto énfasis en abrir todo el cuerpo, y no sólo los músculos respiratorios. Puesto que la respiración es un movimiento corporal completo, cada parte debe actuar en sincronía con las demás para formar el extraordinario movimiento que llamamos respiración.

El cuerpo fue diseñado con el objeto de tener la flexibilidad necesaria para respirar en todas sus partes y de muchas maneras diferentes. Por ejemplo, la mayoría de las veces es preferible respirar por la nariz, pero eso no quiere decir que respirar por la boca esté mal. Cuando queremos liberar, cargar o profundizar el proceso de respiración, respirar por la boca puede ser muy eficaz. Es también la clase de respiración que hacemos cuando llegamos a excitarnos sexualmente, permitiéndonos expresarnos con sonidos y mostrarnos menos inhibidos. Asimismo, la respiración diafragmática es preferible para la mayoría de las actividades, pero esto no significa que sea el único modo de respirar. Es simplemente una opción que debería estar al alcance de todos, y una opción muy subutilizada en nuestra cultura.

Lamentablemente, casi todos interferimos con la única adaptabilidad del proceso respiratorio mediante pautas de contención particulares que nos limitan a un modo de respiración sin tener en cuenta dónde estamos y qué hacemos, sin tener en cuenta cómo somos y quiénes hemos llegado a ser. Al actuar de esta manera llegamos a vivir y a responder a los inevitables cambios de la vida de un modo mecánico. Como se ha dicho, la costumbre es el sistema nervioso que recuerda una experiencia anterior. Como el conductor que se encuentra dirigiéndose automáticamente a su casa cuando se proponía visitar a un amigo, los senderos y las pautas detonantes de nuestro sistema nervioso pueden conducirnos por el mismo camino una y otra vez. Esta manera robotizada de vivir no hace justicia a nuestro verdadero potencial. Al deshacer algunas de esas pautas de contención inconscientes podemos comenzar a recuperar la espontaneidad en el modo de responder a cada momento, dejando que cada respiración reciba a ese instante con frescura e inocencia. Originalmente «inocencia» quería decir «sin lesión».

Al regresar una y otra vez a la naturaleza esencial de la respiración podemos abandonar la fijeza del pasado y la inevitabilidad imaginada del futuro, volviendo hacia la oportunidad que nos espera en la próxima respiración.

4. Cómo afecta el estrés diario a la respiración

Se ha dicho que el sistema neuroendocrino del ser humano ha cambiado muy poco desde la época del hombre de las cavernas, miles de años atrás. Sin embargo, es probable que en la actualidad recibamos más estímulos en un día que nuestros antepasados en toda su vida. Ya sea que el mundo externo vuele junto a nosotros cuando vamos de un lado para otro o que nuestra mente se mueva a la velocidad de la luz para manejar la fenomenal cantidad de información que recibe, no hay duda de que el sistema neuroendocrino del hombre moderno trabaja a un ritmo acelerado. Si vive en una ciudad moderna, o en sus proximidades, es probable que le bombardeen continuamente con ruidos estridentes, luces rutilantes de todos colores, y vehículos y peatones que se desplazan a una velocidad vertiginosa y siguiendo pautas frustrantemente imprevisibles. Es posible que toda su actividad se haya acelerado de algún modo con artefactos, desde el cepillo de dientes eléctrico que usa por la mañana hasta el microondas que le calienta su cena por la noche. Lo más probable es que vaya al trabajo en coche en lugar de hacerlo caminando o en bicicleta, y es posible que tome el desayuno mientras conduce. Tendrá más trabajo del que puede hacerse en las ocho horas de jornada laboral, y al final del día viajará a la hora de máxima afluencia de tráfico, dormirá con el ruido de fondo de la ciudad y a la mañana siguiente se despertará por la alarma de su reloj para volver a comenzar el ciclo. Y en los barrios suburbanos en continua expansión, las cosas no están mucho mejor.

Mientras la mayor parte del estrés actual resulta evidente, hay muchos modos invisibles en que la vida moderna afecta al sistema nervioso y, por consiguiente, a la respiración. Un estudio universitario reciente ha demostrado que el simple hecho de caminar sobre una superficie dura como el hormigón o el asfalto hace que inconscientemente la gente tense el cuerpo contrayendo el abdomen, y respire más rápido y con la parte superior del pecho. Se cree que el roce con superficies duras aumenta la respuesta de excitación y, por lo tanto, aumenta el riesgo de enfermedad.

Las respuestas que damos al mundo que nos rodea han sido codificadas genéticamente, aunque no es necesario que seamos esclavos de fuerzas biológicas o culturales. Si queremos vivir con cierto grado de armonía cada vez será más importante aprender a reorientar nuestras reacciones al estrés. De alguna manera, pedirle esto a nuestro sistema nervioso es algo antinatural si se tiene en cuenta el torrente de estímulos que recibe, y esa es la razón por la cual se requiere semejante esfuerzo consciente. Una de las primeras cosas que suceden cuando respondemos a una situación estresante es un cambio en el modo de respirar. Tales ajustes pueden además ser el resultado de estrés físico, emocional o psicológico. La respiración alterada es el mejor indicador absoluto de que no todo anda bien. Mientras que para nosotros es importante reconocer si el estrés es real o imaginado, el sistema nervioso no hace tales distinciones: solamente reacciona. Basta con imaginar o representarse una situación estresante (una actividad que la mayoría de nosotros hace muy bien) para que se reduzcan los volúmenes de aspiración. Cuando hemos estado expuestos al estrés a lo largo de un período de tiempo, ya sea en la forma de correr un maratón o de realizar los trámites ante el tribunal de divorcios, si el estrés es prolongado y con pocas interrupciones que permitan recobrarse, podemos llegar a olvidar cómo era estar relajado. Lo que en un tiempo fue un modo temporal de respirar se convierte en una manera de ser permanente. Lo que en un tiempo fue una reacción momentánea es ahora una costumbre y comenzamos a sentirnos hiperalertas sean cuales sean las circunstancias, y esta pauta puede continuar incluso cuando estamos dormidos. El modo en que respiramos puede llegar a ser más una manifestación de lo que nos sucedía que de lo que nos sucede en este mismo momento.

Cambiar la respuesta a la dificultad no es tan fácil como se piensa, porque casi siempre se respira de manera inconsciente. La calibración del mecanismo de piloto automático del sistema nervioso puede indicar la diferencia entre sentirse relajado o sentirse tenso la mayor parte del tiempo. Podría comparar los controles que gobiernan su respiración con el termostato que controla el calor o la frescura de su casa: cuando está en la posición *off* puede sentirse muy mal. En su casa puede reprogramar el termostato a una temperatura agradable. En su cuerpo intenta recalibrar la respuesta del sistema nervioso al estrés. En términos ideales, encuentra una línea de base que se mantiene en condiciones no estresantes y a la cual puede volver rápidamente después de haber pasado una situación difícil. La mayor parte del tiempo su respiración es serena y regular. Puede cambiar en respuesta al movimiento, la actividad, la emoción, la temperatura, pero usted está tan acostumbrado a la línea de base, que vuelve a ella una vez que ha pasado el estrés. Sin embargo, en una respuesta de estrés habitual no hay ningún retorno a esta línea de base y usted continúa inundando su organismo con hormonas de estrés tóxicas. Los controles que regulan la respiración se readaptan para dar cabida a esos cambios en un círculo vicioso. Tener un sistema nervioso que esté siempre como un lobo aullando puede agotarle hasta el punto de que cuando se le presenta un problema real le quedan pocas reservas de las que echar mano.

Contrariamente a la creencia popular, no hay ningún modo correcto de respirar. El doctor Erik Peper de la Universidad del Estado de San Francisco sostiene que ninguna pauta de respiración establecida es por definición patológica y no refleja la dinámica del organismo. De momento usted sabe que la respiración diafragmática es el modo más eficiente de respirar, pero existen infinitas variaciones a la respiración diafragmática que podrían considerarse normales. Pero antes de explorar el reforzamiento de estas pautas respiratorias sanas es fundamental que identifique sus estrategias personales de contención de la respiración.

Hay modos específicos y comunes en que la gente restringe su respiración y esas pautas no son difíciles de reconocer. Cuando identifique su propio estilo de respiración y se libere de esas estrategias limitadoras podrá aspirar de una manera que sea la adecuada para cada situación y tener la flexibilidad necesaria para cambiar cuando las circunstancias cambien, en lugar de quedar atrapado en un modo de respirar.

Aprender a respirar bien no es un proceso aditivo en el cual se aprenden técnicas específicas para mejorar la respiración que ya se tiene. Es un proceso de deconstrucción el que aprende a identificar las cosas que hace para restringir la emergencia natural de la respiración. Una vez que identifique sus pautas particulares de contención y comience a liberarse de su influencia, su respiración se liberará sola.

Todas las pautas de contención de la respiración implican una contracción parcial del diafragma. Para tener una percepción general del grado de reactivación de su diafragma y de su respiración al estrés pruebe el siguiente ejercicio.

Contracción del diafragma

Esta exploración está diseñada para ayudarle a sentir cómo responde el diafragma al estrés. Le ayudará a identificar cuándo contrae y restringe el libre movimiento de este músculo.

Puede hacer esta exploración sentado, de pie, acostado o en cualquier posición. Coloque una mano sobre la parte superior del abdomen, justo debajo de la base del esternón. Relaje los músculos de su cuerpo y sienta el libre movimiento del diafragma debajo de la mano. Puesto que el diafragma se halla profundo dentro del cuerpo, lo detectará por su movimiento inferido, que puede sentirse sobre la superficie del cuerpo. Con una acción rápida y enérgica, cierre el puño de la otra mano. ¿Sintió que el diafragma saltaba debajo de su mano? ¿Sintió que se cerraba como su mano? Experimente contrayendo con energía cualquier parte del cuerpo, incluso los dedos de los pies, y descubrirá que toda contracción repentina o fuerte en los músculos externos resuena inmediatamente en los músculos respiratorios internos. Cuando los músculos externos del cuerpo se preparan para la acción, los músculos internos hacen lo mismo.

Pautas respiratorias

Las pautas que se presentan aquí no son de ningún modo exhaustivas (pues la respiración de cada persona es única como sus huellas digitales), pero ponen de manifiesto algunos de los modos más comunes en que la gente obstaculiza su respiración.

El término (contener la respiración) no implica que usted no respire en absoluto, sino que está restringiendo su respiración de algún modo. Las pautas que se presentan son más caricaturas de cada modo de respirar que una disposición fiel. Para mayor claridad, me centro en la manifestación más extrema de cada pauta, pero pueden darse en diversos grados. No es necesario que sea un candidato a la sala de urgencias en un ataque de pánico para que se le considere un hiperventilador. Si usted es como yo, es posible que a menudo tienda a respirar con demasiada rapidez. No es necesario que presente toda la pauta para decir que este es su caso. Cuando considere algunos de los perfiles psicológicos de quienes contienen la respiración, no se dé por aludido.

Antes de leer cada pauta tómese tiempo para hacer una pausa y verificar su propia respiración. Luego, mientras lee, sienta si su propia respiración se parece a la pauta. También puede tratar de imitar la pauta particular de respiración que se describió. Si le resulta familiar, es probable que la pauta sea bastante similar a la suya. También es posible que su respiración se parezca a más de una de las pautas de respiración descritas. Al final de cada apartado hay sugerencias generales para desmontar la pauta.

Una vez que llegue a ser consciente de esas pautas puede comenzar a observar a las personas a su alrededor que respiran mal. Sorprendentemente, solemos elegir rodearnos de personas que respiran como nosotros para sentirnos cómodos en compañía de otros que comparten los mismos valores. ¿Ha advertido cómo a la gente activa le gusta rodearse de personas activas que afirman el valor de su ritmo de trabajo? La respiración serena de un monje del Tíbet nos dice mucho más acerca de sus valores que cualquier palabra. Asimismo, podría encontrarse atraído por alguien que respira de manera muy diferente a la suya, pues esa persona puede estar indicándole un modo de ser que usted ansía. Pasar tiempo en compañía de personas que tienen espacio para respirar en sus vidas puede ser una manera excelente de cambiar su propia respiración: las pautas de respiración son contagiosas.

Igualmente, en su conciencia recién descubierta puede llegar a ser un observador celoso de otros que contienen la respiración. Tenga en cuenta que a la gente no le gusta que le hablen de su respiración (a menos que pida esa opinión) y es probable que le resulte ofensivo que alguien lo haga. Actúe con delicadeza.

Cuando se adentre en las pautas no trate de ser crítico con usted mismo. Deje que la nueva conciencia de su respiración sea motivo de celebración. Imagine cómo podría sentirse si encontrase un billetero que estaba seguro de haber perdido para siempre. ¡Estaría encantado de recuperar su dinero! En consecuencia, también debería entusiasmarse por recuperar el don de su respiración.

Respiración invertida

Cuando el diafragma desciende durante la aspiración la presión hacia abajo hace que el abdomen se hinche. Al aspirar el vientre debería desplazarse hacia afuera y al espirar debería hacerlo hacia adentro. En la respiración invertida el abdomen se desplaza hacia adentro en la aspiración y hacia afuera en la espiración, aunque es posible que nunca permita que su abdomen se relaje por completo en ninguna fase de la respiración. El movimiento en el diafragma pélvico también se invierte, por lo que la base pélvica se cierra en la aspiración y se abre en la espiración.

Esta inversión del ritmo natural del movimiento respiratorio puede originarse en la costumbre de usar ropa ajustada o cinturones apretados, y también puede ser el efecto compensatorio en casos avanzados de enfermedades pulmonares, como el enfisema.

Cómo afecta al cuerpo/mente

La respiración invertida provoca una especie de confusión en el diafragma y en todos los músculos de la respiración, pero también causa confusión y desorientación mental. Puede experimentar tensión crónica en la parte superior del cuerpo, especialmente en torno a la parte posterior del cuello, en la zona superior del hombro, de la espalda y de la mandíbula. Asimismo, puede sufrir de indigestión, acidez, abotargamiento, flatulencia o experimentar la sensación de tener un nudo en la garganta.

Quienes respiran de esta manera suelen tener grandes dificultades para aprender movimientos, sintiéndose torpes y faltos de coordinación porque su pauta de movimiento más básica (la respiración) está completamente alterada. Se sienten particularmente confusos cuando se les pide que aspiren o espiren durante una fase particular de un movimiento. En lugar de que el ritmo de la respiración apoye al movimiento, la pauta respiratoria lo interfiere. Asimismo, pueden no tener ninguna sensación de cuándo están aspirando y de cuándo están espirando. (Imagine que se ha puesto un par de pantalones al revés y así podrá hacerse una idea de cómo se siente quien realiza la respiración invertida.)

Autoexamen

Observe el movimiento de su respiración descendiendo por la parte frontal de su cuerpo. Observe su cuerpo en lugar de confiar en sentirlo, porque quienes realizan la respiración invertida raramente pueden sentir lo que están haciendo. Si expande el abdomen cuando respira, usted es una persona que efectúa la respiración invertida. Esta expansión se experimenta más como un hundimiento o caída del abdomen, que como una apertura. Observe también si su respiración tiene características neumáticas, una especie de ritmo de desplazamiento donde todo el esfuerzo se produce durante la fase de aspiración.

Desmonte la pauta

Conscientemente, deje que el abdomen se desplace hacia afuera en la aspiración y hacia adentro en la espiración. No tiene que llevar el abdomen hacia afuera o hacia adentro de manera mecánica. Simplemente deje que suceda y observe qué se siente al experimentar la respiración de este modo. Cálmese para poder ser más consciente de la inversión en su pauta respiratoria.

Empiece por tomar conciencia de su respiración cuando esté sentado o de pie. Luego, comience a incorporar esta conciencia verificando que aspira cuando hace movimientos que expanden el cuerpo y que espira cuando el cuerpo se dobla o vuelve a una posición neutral.

Respiración con el pecho o respiración paradójica

Esta pauta es un reflejo que se produce de manera natural y sucede cuando se recibe una sorpresa o un susto de repente. La persona contiene el aliento, contrae el abdomen y respira con la parte superior del pecho. El nombre de respiración paradójica está bien escogido. La elevación del abdomen impide que el diafragma descienda completamente para aspirar. Al no poder obtener el aire que necesita, la próxima vez que respire podría esforzarse incluso más para aspirar aire, iniciando un ciclo vicioso. Cuanto más se esfuerce, menos aire conseguirá.

La pauta principal que hay que buscar es la contención y la contracción del abdomen. Esto obliga a respirar con la parte más alta del pecho. La respiración con el pecho suele ir acompañada por movimientos de los hombros hacia arriba y abajo. Puede haber una contracción parcial del diafragma que permita a algunos la respiración abdominal y a otros la respiración con el pecho. Quienes respiran con el pecho también tienden a apoyarse en la parte superior del cuerpo, a pesar de que esto no sea necesario en absoluto para la tarea que están realizando. Los investigadores han descubierto que la mayoría de las personas se afirman con la parte superior de sus cuerpos en el momento en que sus dedos descansan sobre el tablero de un ordenador y que respiran con el pecho y aumentan su velocidad de respiración mientras escriben.

Sin embargo, en la respiración corporal plena esta expansión se experimenta como un flujo secuencia que produce una sensación global de expansión y contracción en todo el cuerpo. Esta apertura no se logra como consecuencia de eliminar el movimiento en alguna otra parte. Una persona que respira con el pecho obliga al aire a entrar en el pecho y siempre favorecerá a la respiración a partir de esta zona.

Cómo afecta al cuerpo/mente

Cuando usted respira con el pecho utiliza los músculos respiratorios secundarios o accesorios, en lugar de los músculos primarios. Puesto que confía casi enteramente en estos músculos débiles de la parte superior del cuerpo, es probable que desarrolle tensión crónica en la zona superior de la espalda, en los hombros y en el cuello. La tensión acumulada de la respiración pectoral suele ser resistente a terapias como el masaje o el trabajo corporal, porque la tensión vuelve tan pronto como se reanuda esta manera de respirar.

Puesto que los músculos abdominales están crónicamente tensos, todos los órganos de la parte inferior del cuerpo sufren de falta de circulación. Una razón por la que una persona puede estar contrayendo el abdomen es que se siente incómoda con su peso y espera que este truco le haga parecer más delgada. Lamentablemente, el funcionamiento sano de los órganos de la digestión, asimilación y eliminación resulta tan seriamente perjudicado por la respiración pectoral que las medidas para perder peso pueden ser infructuosas.

Los hombres y las mujeres tienden a respirar con el pecho por diferentes razones. En general, un hombre respira de esta manera como resultado de una reacción de estrés habitual. Por otra parte, una mujer puede haber estado respirando de esta manera desde jovencita en un intento por responder a la imagen corporal ideal impuesta por el medio y la cultura. En un estudio reciente realizado en la Waikato University de Nueva Zelanda los investigadores descubrieron que de los niños que comienzan a seguir dietas alimenticias alrededor de los nueve años, realmente pocos están excedidos de peso. Más de la mitad de los niños manifiesta haber sido objeto de comentarios crueles acerca de su peso. No resulta sorprendente que esta pauta respiratoria suela ir acompañada de trastornos alimenticios. Quienes se sienten incómodos con su peso corporal o sufren de trastornos alimenticios pueden hallarse en un estado de conflicto toda vez que comen, porque abrir el estómago a los alimentos significa permitir al vientre que se relaje. Pueden realizar los movimientos de la ingestión de alimentos pero, al mismo tiempo, rechazarlos contrayendo el estómago.

Las personas que respiran con el pecho a menudo experimentan un estado de ansiedad crónico y oscilante. Después de todo, esa es la manera en que respiramos durante una reacción de estrés. Las personalidades de tipo A suelen estar asociadas a esta clase de respiración, el tipo de persona que se sienta en el borde del asiento y exuda «expectación». Estas personas nunca parecen tener tiempo suficiente para hacer todas las tareas que se han fijado. Sus niveles crónicos de nerviosismo y tensión parecen impulsados por las preocupaciones de la vida inmediata, pero en general lo son por fuentes más profundas de sensaciones de ineficacia, autoestima baja o miedo hondamente arraigados.

Lo más preocupante que sucede durante la respiración con el pecho es que se impide al diafragma que descienda completamente, lo cual tiene un impacto inmediato sobre el flujo de sangre de regreso hacia el corazón. Queremos respirar pero hacemos todo lo que podemos por impedirlo. Puesto que no podemos aspirar plenamente, tampoco podemos espirar plenamente. Como consecuencia de ello solemos recurrir a respirar con más rapidez para compensar la falta de oxígeno. Esto prepara el terreno para una pauta de contención de la respiración que es incluso más grave: la hiperventilación. Conocida como «el gran imitador», la hiperventilación tiene una serie de síntomas incontrolables.

Cuando llegue a ser más consciente de esta pauta puede comenzar a observar cómo muchas personas respiran de este modo. La respiración con el pecho es el trastorno respiratorio más común de nuestro tiempo.

Respiración vencida

Quienes realizan la respiración vencida son básicamente personas que respiran con el pecho empleando una postura y un enfoque totalmente diferente. En la respiración pectoral causada por la contracción abdominal todo el cuerpo se desplaza hacia arriba; en la respiración vencida todo el cuerpo se desplaza hacia abajo. El pecho es llevado hacia abajo, los hombros se encogen protectoramente y el vientre se proyecta hacia adelante y abajo como un peso muerto. En esta pauta hay muy poco tono en la parte inferior del cuerpo, no sólo en los músculos abdominales, sino en los mismos órganos abdominales.

Los órganos blandos contenidos en el vientre parecen estar hinchados e inactivos, mientras que el corazón y los pulmones presionan desganadamente hacia abajo sobre el abdomen. Con frecuencia observo esta pauta en las personas obesas y en las que sufren de depresión. En esta pauta el vientre permanece relativamente estático mientras la parte superior del pecho y los hombros se desplazan hacia arriba y hacia abajo con desgana. El sonido de la espiración suele ser como un suspiro contenido.

Cómo afecta al cuerpo/mente

En la respiración vencida suele haber una intensa disociación respecto del cuerpo. Podemos estar avergonzados del aspecto de nuestro cuerpo, o sentirnos tan incómodos con él que existimos fuera de sus límites. Quizá hemos crecido creyendo que el cuerpo es simplemente un aparato para llevar la cabeza, y como consecuencia de ello, desconectados de cualquier sensación debajo del cuello.

En el extremo opuesto del espectro, la respiración vencida puede ser el resultado de albergar terribles recuerdos de abusos y traumas del pasado donde el aturdimiento y la contención fueron las estrategias primarias para sobrevivir. Estas estrategias pueden muy bien haber sido el mejor modo (y tal vez el único) de hacer frente a las circunstancias terribles.

Sin embargo, la continuación de la pauta nos deja desconectados de nosotros mismos y de las fuentes actuales de vida. Podemos despertarnos cada día agobiados por la depresión y por la sensación de que la vida es una carga. No es inusual conocer personas con esta pauta respiratoria que son individuos muy vitales, pero cuya vitalidad parece ser del cuello hacia arriba. Viven en el mundo de las ideas, y a menudo en el mundo de los negocios, donde se considera que el cuerpo es poco útil, «algo» que se ejercita si queda un poco de tiempo al final del día de trabajo. He visto a personas con esta pauta hablar con gran animación en sus rostros y en sus ojos mientras su cuerpo no reflejaba o expresaba ningún movimiento o gesticulación.

Autoexamen

Póngase una mano sobre el pecho y la otra sobre el vientre mientras está sentado.

Exagere el desplome del pecho hacia abajo dejando que la cabeza vaya hacia adelante y que el esternón descienda. Al mismo tiempo, deje que el vientre se proyecte hacia afuera. Ahora presione hacia abajo con los pies y deje que el pecho se eleve, abriendo hacia arriba el espacio en torno al centro de su cuerpo. Sienta que el vientre cobra vida mientras se produce un desplazamiento hacia arriba a través de los órganos centrales. Observe si la primera pauta le resulta cómoda y familiar y si la segunda le parece extraña. Si se siente incómodo abriendo el abdomen y dejando que el pecho se eleve, es probable que sus músculos estén desacostumbrados a llevarle de este modo y que usted sea una persona con respiración vencida.

Hiperventilación

La hiperventilación no suele reconocerse, al menos en su forma extrema, pero puede ser sutil y crónica a la vez. El doctor Robert Fried, autor de The Breath Connection, sugiere que cuando usted está sentado tranquilamente, el ritmo respiratorio debería ser de unas 13 respiraciones por minuto (RPM). Los hombres suelen respirar un poco más lentamente (12-14 RPM) y las mujeres algo más rápido (14-15 RPM). Cuando desarrollamos el hábito de la hiperventilación, respiramos con rapidez sin considerar lo que estamos haciendo, y nuestro cuerpo reacciona de modos espectaculares a este cambio. Este tipo de respiración es la consecuencia natural de la respiración pectoral y tiene todos los síntomas de esa pauta, y más.

Las pautas respiratorias más restrictivas implican una contracción parcial del diafragma. Cuando el diafragma no puede descender completamente durante la aspiración reduce el espacio en el pecho en que los pulmones pueden expandirse.

Con esta capacidad pulmonar limitada hay menos oxígeno con cada respiración.

La mayoría de la gente compensará esta falta de oxígeno aumentando el número de respiraciones que hace por minuto.

Cómo afecta al cuerpo/mente

Lo primero que sucede cuando se hiperventila es que se pierde mucho dióxido de carbono (CO_2,) del cuerpo. Aunque la mayoría de nosotros sabe que el cuerpo necesita oxígeno para la supervivencia, puede ser una sorpresa descubrir que también requiere dióxido de carbono. El dióxido de carbono es el elemento crucial para ayudar al cuerpo a mantener la mezcla correcta de ácidos y alcalinos, un equilibrio esencial para un metabolismo celular adecuado. El menor cambio en el equilibrio ácido-alcalino puede causar alteraciones notorias en la velocidad de las reacciones químicas en las células, haciendo más lentas algunas y acelerando otras. Cuando el cuerpo pierde demasiado dióxido de carbono el metabolismo cambia de ácido a alcalino.

Un buen ejemplo del modo en que la respiración excesiva puede provocar este cambio a alcalino es cuando una persona está ascendiendo a alturas elevadas.

El bajo contenido de oxígeno del aire la estimula a respirar más rápidamente, lo cual produce excesiva pérdida de dióxido de carbono y el desarrollo de una alcalosis respiratoria leve. También debería hacerse notar que existen ciertas afecciones y enfermedades en las que la hiperventilación puede ser compensatoria.

Las enfermedades renales y la diabetes pueden resultar en acidosis metabólica y la persona puede hiperventilar sin saberlo en un intento de que el equilibrio ácido/base del cuerpo vuelva a la normalidad.

El doctor Fried ha investigado la cadena de acontecimientos fisiológicos que siguen a la hiperventilación y forma parte de un número creciente de médicos que reconocen a la hiperventilación como uno de los problemas de salud más subdiagnosticados de nuestro tiempo. Su exploración muestra que cuando el CO_2 disminuye por debajo de los niveles normales (y aumenta la alcalinidad):

- Las arterias del cerebro se contraen, reduciendo el flujo sanguíneo y con ello la entrega de oxígeno a los tejidos cerebrales. (Síntoma común: dolor de cabeza, falta de concentración.)

- La hemoglobina, la molécula del glóbulo rojo que actúa como un magneto para transportar oxígeno, tenderá a retener oxígeno en lugar de cederlo a los tejidos. Cuando los tejidos llegan a ser demasiado alcalinos el magnetismo entre la hemoglobina y el oxígeno aumenta, reduciendo así la liberación de oxigeno en el tejido. De esta manera, el oxígeno hace su recorrido montado en la hemoglobina, pero no es liberado en las células que lo necesitan. Esto puede perpetuar la pauta de hiperventilación mientras el cuerpo continúa obteniendo menos oxígeno del que necesita. (Síntoma común: mareo, sensación de ahogo.)

- Las arterias del cuerpo se contraen. Esto se traduce en un flujo sanguíneo reducido hacia las extremidades en el cuerpo. (Síntoma común: manos y pies fríos.)

- El aumento de la alcalinidad produce un incremento en la cantidad de calcio que entra en los músculos y en los nervios. El exceso de calcio en los músculos y en los nervios los vuelve hiperactivos. (Síntoma común: tensión muscular.)

- Por lo general, los niveles bajos de dióxido de carbono se traducen en una excitabilidad aumentada o excesiva del sistema nervioso. Los nervios pueden llegar a ser tan excitables que se activan de manera automática y repetitiva aun cuando no estén recibiendo estimulación normal para hacerlo. (Síntoma común: irritabilidad, interacciones precipitadas, respuestas inapropiadas, reacción excesiva ante problemas menores.)

El aumento del magnetismo de la hemoglobina, la excitabilidad excesiva del sistema nervioso, las arterias contraídas ... podríamos entenderlos con nuestras cabezas, pero ¿qué traducen en términos de cómo nos sentimos? En 1978 el *Journal of the American Medical Association* elaboró una lista de estados que consideraban relacionados con la hiperventilación. La lista incluía, sin limitarse a ellos, a los siguientes estados: cansancio, agotamiento, palpitaciones, pulso acelerado, mareo y alteraciones visuales, entumecimiento y hormigueo en las extremidades, insuficiencia respiratoria, bostezos, dolor de pecho, sensación de nudo en la garganta, dolor de estómago, dolores musculares, calambres y rigidez, ansiedad, insomnio y pesadillas, menoscabo de la concentración y de la memoria, y algo que no resulta sorprendente: la sensación de estar enloqueciendo y usted experimenta muchos de estos síntomas es probable que sea un hiperventilador crónico.

Autoexamen

El doctor Robert Fried sugiere que las «personas que respiran normalmente descubrirán que pueden imitar los movimientos pectorales de los hiperventiladores, pero que les resulta extraño». Trate de contraer el abdomen y de llevarlo hacia arriba y respirar con la parte alta del pecho. ¿Le resulta familiar o conocido?

El recuento del número de respiraciones que hace en un minuto (utilizando como guía la pauta de 12-14 rpm para los hombres y 14-15 rpm para las mujeres) le dará una idea aproximada acerca de si usted hiperventila, pero tiene una precisión limitada debido a la probabilidad de que trate de hacer más lenta su respiración mientras cuenta. Un enfoque más útil es observar su respiración a lo largo del día y percibir si respira más rápido de lo realmente necesario para la actividad que realiza. Quizá se sorprenda al descubrir que hiperventila horas después viendo una película de acción o que respira demasiado rápido incluso mientras se queda dormido.

Si no deja que la espiración se complete antes de pasar rápidamente a la siguiente respiración, o no hay ninguna pausa al final de la espiración, es probable que sea un hiperventilador. La respiración por la boca la mayor parte del tiempo es otra indicación de que respira más rápido de lo necesario.

Contracción de la garganta

Esta es una forma más sutil de restricción de la respiración que, sin embargo, puede ser perjudicial para la respiración plena. Todos solemos sentir esta pauta respiratoria cuando una ola de emoción fuerte nos abruma en un lugar público e impedimos que afloren nuestros sentimientos y que nos broten las lágrimas tensando el diafragma vocal y los músculos de la garganta. La contracción de la garganta va acompañada de tensión muscular crónica del cuello, la mandíbula y el rostro, que puede ser visible incluso para el observador ocasional.

Cómo afecta al cuerpo/mente

Al tensar los músculos que rodean a la garganta y cerrar el diafragma vocal se ejerce una presión hacia abajo a través de la parte superior del torso, haciendo difícil que se permita al diafragma primario desplazarse hacia arriba o abajo.

A menudo puede oírse un sonido procedente del fondo de la garganta cuando estas personas hacen ejercicio. Quienes contraen la garganta suelen tener mucha tensión en la voz, parecen estar muy asustados y en un aprieto incluso cuando hablan de las cuestiones más simples, y su tono puede ser unas notas más agudo de lo normal.

Algunas personas mantienen tensión en la garganta cuando proyectan la barbilla hacia adelante como estrategia para ocultar el doble mentón.

Autoexamen

La contracción de la garganta es una pauta tan sutil que suele resultar más útil exagerar sus acciones, sentir los efectos y observar si se trata de una sensación familiar o desconocida. También puede colocar una mano sobre la parte frontal de su garganta y contraer y relajar alternativamente de manera que pueda notar la diferencia entre los dos estados. El hecho de llegar a ser más consciente de la pauta le ayudará a reconocerla en situaciones más ocasionales.

Desmonte la pauta

Cuando se observe manteniendo tensión en el diafragma vocal abra la boca y aspire con un suspiro o emitiendo el sonido (cahhl). Relaje la mandíbula y la garganta, y deje que sus músculos faciales caigan como si su rostro imitase a un perro pachón.

Baje el tono de su voz unas pocas notas; sienta su voz saliendo de lo profundo del vientre.

¡Cante! Cualquier canción servirá. Si es tímido, practique en la ducha, pero realmente deje que su voz fluya.

¿Hay algo que tenga que decir? ¿Hay algo que tema decir? Corra el riesgo de ser sincero y haga que su pareja, sus amigos o sus compañeros de trabajo sepan si algo le molesta.

Las dos últimas pautas, a las que me referiré brevemente, no son menos comunes que las otras, pero suelen darse en combinación con las principales. Estas pautas son:

Aferrarse a la respiración

Nuestro ritmo respiratorio tiene tres partes: la espiración, la pausa y la aspiración. En su libro *Ways to Better Breathing*, Carola Speads dice que la pausa cumple un doble propósito: un descanso del esfuerzo de la aspiración y una recuperación de la energía necesaria para la próxima aspiración. Por consiguiente, la pausa no es un período inactivo en el que no sucede nada; es una fase vital en el proceso respiratorio... Si interferimos con la duración de la pausa respiratoria, acortándola aunque sea un poco, nos encontramos sintiéndonos «apremiados» y «presionados», ese estado bien conocido que tan a menudo interfiere con nuestra sensación de bienestar y es una carga generalmente admitida en nuestras vidas cotidiana. Contención de la respiración es un término que he acuñado para describir la pauta cuando tratamos de hacer la siguiente respiración sin permitir la pausa natural y provechosa.

Quienes se aferran a la respiración suelen ser la clase de personas que terminan las frases de otros. También pueden sentirse incómodos cuando se producen pausas o silencios en una conversación. Todos hemos tenido la experiencia de irrumpir en el final de la frase de alguien o incluso de intercalar las últimas palabras para iniciar nuestra propia contribución. Los habitantes de Nueva York parecen ser famosos por esta clase de réplica rápida. Quienes se aferran a la respiración suelen sentir que si no se abalanzan sobre lo que quieren, o no lo cogen con avidez se lo perderán o quedarán rezagados. Permitir las pausas no quiere decir que las extendamos mecánicamente. Usted no puede hacer que se produzca una pausa. Llega como un resultado natural de aprender a relajarse en la respiración y de confiar en que no tiene necesidad de aferrarse a aquello que llegará naturalmente. Cuando permite la pausa respiratoria está diciendo: «Estoy cómodo con ser quien soy», y lo importante es que está diciendo que es capaz de aceptar la vida como es. Cuando se permita beber en la paz de esta pausa, surgirá en usted una profunda y duradera sensación de calma, entrega y relajación.

Respiración congelada

Quizá haya observado que en un día muy frío se rodea el cuerpo con los brazos contrayendo todos los músculos. Cuando contrae los músculos en realidad está respirando de una manera muy superficial. En la respiración congelada toda la capa externa del cuerpo se contrae e impide los movimientos elevadores de la respiración, en forma muy parecida al modo en que una serpiente podría estrujar a su presa. Imagine que su cuerpo tiene dos capas: un núcleo más blando que es ondulado y se expande con la respiración, y un revestimiento musculoesquelético más firme que actúa como un recipiente para el contenido blando.

Cuando respira libremente, el contenido interior y el recipiente externo se mueven juntos. Los órganos blandos se dilatan y expanden, y los músculos externos y la piel responden hinchándose y expandiéndose. En la respiración congelada el recipiente externo permanece rígido. Se ve muy poco movimiento en la superficie del cuerpo y este parece «congelado». Esta pauta es muy común en las personas que actúan guiadas por objetivos. «Llegar allí» siempre sustituye a «estar aquí». Una persona así parece más pequeña de lo que realmente es, especialmente por el modo en que contrae los hombros. Estas personas contendrán la respiración en muchas situaciones y a menudo racionalizarán su tensión diciendo: «En cuanto termine esto, entonces me relajaré!» Una persona como esta suele estar tan preocupada por hacer las cosas bien y alcanzar sus objetivos, que está dispuesta a interrumpir literalmente la respiración para conseguirlo. La raíz de esta pauta es el miedo, miedo a no ser lo bastante bueno, miedo a no conseguirlo y a no llegar a ser alguien.

La respiración congelada también puede ser una consecuencia de haber vivido en una situación de mucho miedo durante un período de tiempo prolongado. La postura en este caso es similar a la de alguien reculando o apartándose con recelo. Los niños que han sido sometidos a abuso físico o sexual, los veteranos de guerra que sufren del síndrome de estrés postraumático y otros que han pasado por experiencias desoladoras pueden congelar su cuerpo y su respiración como una manera de hacer frente a sentimientos abrumadores. Las contracciones y limitaciones de estas características deben desarrollar su confianza y seguridad y trabajar de manera amable y gradual para «calentar» el proceso respiratorio. Debe permitirse a la persona que se abra a su propio ritmo a fin de que los sentimientos que inevitablemente surgirán puedan ser integrados, en lugar de abrumarle como hacían en el pasado. Los métodos catárticos sólo pueden traducirse en un bloqueo total.

Respiración más profunda: no es lo que se piensa

Sabemos que la respiración alterada es un comportamiento aprendido. Los bebés y los niños respiran con el diafragma hasta que aprenden a hacerlo sólo con el pecho. Desde una edad muy temprana, por medio de las órdenes bien intencionadas de nuestros padres, compañeros y profesores de educación física, se nos ha enseñado a contraer la barriga y a estar de pie erguidos. También hemos aprendido malos hábitos respiratorios imitando a los demás y por estar rodeados de personas cuyo proceso de respiración era distorsionado.

Mueva los hombros hacia arriba y abajo en lugar de hacerlo lateralmente hacia adentro y afuera. Experimente la respiración profunda como natural y deje de hacerlo una vez que su atención se ha desplazado hacia otra parte. Haríamos bien en abandonar este histnonismo respiratorio, pues inhibe la respiración profunda y plena. Una vez que renunciamos a estas estrategias el camino queda despejado para desmontar nuestras pautas de contención de la respiración.

Contener la respiración

La mayoría de las pautas respiratorias son la acumulación de la experiencia de toda una vida y nos resultan tan familiares como nuestra manera de caminar. El sistema nervioso ha llegado a estar condicionado para repetir estas pautas, incluso cuando estas son disfunccionales. Tómese un instante para considerar el porqué de su propia contención de la respiración. Deje que esta cuestión permanezca en la trastienda de su mente, de modo que cuando se advierta en una pauta de contención de la respiración pueda indagar más profundamente en la causa original de su hábito.

Cuando se observe manteniendo tensión en zonas clave como la garganta, abdomen, la base pélvica o los hombros en una espiración, relájese conscientemente y afloje esas zonas tensas. En forma alternativa, exagere la tensión durante 7 segundos seguidos de aflojamiento para esclarecer la diferencia entre tensión y relajación. Eliminar las cadenas que atan a la respiración puede ser más eficaz que intentar cambiar la respiración directamente manipulándola. Esto también le lleva hacia la fuente de las pautas de contención de la respiración, su intento inconsciente de controlar y manipular el modo en que la vida fluye a través de usted. Puede trabajar con su respiración de este modo en cualquier momento, en cualquier lugar y en cualquier posición, por lo que el proceso de desmontaje es progresivo a lo largo del día en vez de ser algo para lo que hay que programar un tiempo especial.

No solemos reconocer cuánta tensión dedicamos a actividades simples como hablar o cocinar porque no reconocemos a la situación como terriblemente estresante. Quizá le sorprenda y le desconcierte descubrir que contiene la respiración en casi toda situación concebible.

Cómo se hace

A lo largo de la semana tome nota mentalmente de las situaciones en las que contiene la respiración. Haga sus observaciones sin censurarse ni sentirse decepcionado; el hecho de sorprenderse conteniendo la respiración debería ser motivo de celebración. Ha dado un gran salto en autoconciencia. Por ejemplo, puede observar que contiene la respiración cuando habla a su jefe. O que lo hace mientras conduce hacia su trabajo. Observe si la actividad o situación resulta más fácil cuando respira libremente. Luego, pruebe una de las siguientes exploraciones:

- Movimiento: Elija una actividad simple en la cual haya observado regularmente que contiene la respiración. Debería ser una actividad en la que no hubiese ninguna limitación de tiempo o presión, como hacerse la cama. Pruebe a permitir que la respiración se mueva libremente como una parte integral de la actividad.
- Comer: Elija una de las comidas del día en la que no tenga ninguna limitación de tiempo. Permítase respirar lentamente mientras come. Observe la sensación que experimenta al dejar que su vientre se afloje mientras mastica y traga la comida. Observe si disfruta más la comida. Si tiende a comer en exceso o a tener problemas digestivos, controlar la respiración le ayudará a dejar de comer cuando sienta que tiene el estómago lleno. ¿Cómo se sintió durante y después de la comida?
- Hablar: Empiece por supervisar su respiración durante las conversaciones telefónicas, observando si se permite hacer una pausa cuando necesita tiempo para pensar, si deja que la otra persona complete sus frases antes de interrumpirla y si siente que su respiración apoya a su voz. ¿Puede decir si la persona que está en el otro extremo de la línea contiene la respiración? ¿Puede identificar su pauta? En forma gradual, comience a integrar esto en conversaciones más informales.
- El examen de graduación para este ejercicio es practicar la respiración durante una discusión o un enfrentamiento.

¿De qué manera esta práctica cambia el modo en que usted interactúa con los demás y el resultado de sus interacciones?

Recuperación de la respiración

Cuando estamos estresados tendemos a respirar proyectando la parte superior del pecho hacia adelante, tensando los músculos superficiales y reduciendo la duración de la espiración. Todas estas acciones siguen a la excitación del sistema nervioso simpático. Las siguientes exploraciones actúan contrarrestando esas respuestas sustituyéndolas con estrategias respiratorias específicas que apaciguan a todo el cuerpo. Pruebe a realizar una exploración por semana, integrando lo que aprende en sus actividades cotidianas.

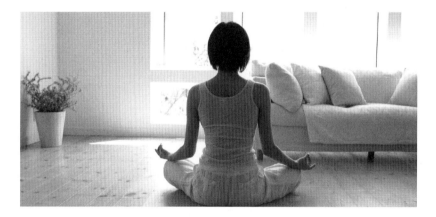

Respiración en la espalda

El objetivo de esta exploración es percibir, sentir y expandir el movimiento respiratorio en la parte posterior del cuerpo. Impulsar la respiración hacia delante en el pecho suele acompañar o preceder a una respuesta de estrés. Si tensa los músculos en la parte posterior del cuerpo y empuja el pecho hacia adelante siente cómo todo su cuerpo expresa una expectación o disposición para la acción.

Cuando respira en la espalda, estimula a la parte parasinipática del sistema nervioso autónomo. Esta es la parte del sistema nervioso que suele estar implicada en hacer las cosas más despacio, favoreciendo la digestión y la asimilación, el descanso y la relajación. Entonces, el cuerpo piensa que todo está bien. La relajación y expansión de los músculos de la parte posterior del cuerpo también afloja a la otra mitad de los músculos respiratorios.

La respiración en los órganos

Los órganos del cuerpo están íntimamente conectados con la parte parasimpática del sistema nervioso. Los términos que se refieren a volumen, peso, lentitud, sensación y expresión son el territorio de los órganos blandos. Durante una respuesta de luchar o huir la energía se desvía desde los órganos hacia el sistema musculoesquelético para permitirnos emprender una acción rápida. El hecho de volver a llevar la atención hacia los órganos puede ayudar a devolver al cuerpo y a la respiración a un estado más neutral.

En Occidente tendemos a prestar más atención a la capa muscular superficial del cuerpo, un conocimiento que nos deja en gran medida internamente analfabetos. Por lo general, no observamos qué es lo que sucede dentro de nosotros hasta que tenemos un problema de salud o una enfermedad grave. Cuando percibimos y sentimos los órganos, nuestra respiración se hace más lenta de manera automática. También cambia nuestra percepción de la respiración como una acción mecánica que surge desde fuera de nosotros mismos hacia una acción que se origina en nuestro interior. Cuando llegamos a tener mayor conocimiento de nuestro interior comenzamos a acceder a nuestro médico interno que puede advertirnos de los problemas antes de que se vuelvan graves.

La respiración tiene que pasar a través de los órganos blandos antes de llegar a las capas externas del cuerpo. El movimiento que vemos en la superficie del cuerpo es sólo la última onda de una ola que se inicia en el centro del cuerpo y se irradia hacia afuera a través de los órganos blandos, los líquidos, los músculos, los huesos y finalmente hacia la piel.

Cómo se hace

Siéntese en una posición cómoda, en una silla o sobre un cojín, según prefiera.

Cierre los ojos y sienta el centro de su cuerpo. Imagine al cuerpo como una forma cilíndrica en la que los músculos y los huesos son el recipiente y los órganos blandos el contenido. Si conoce el emplazamiento de sus órganos, puede ser específico, pero esto no es importante. De momento, bastará con tener una sensación general del cuerpo blando interior.

Permítase percibir la respiración a través de los órganos, sintiendo cómo los órganos blandos ondulan con cada onda de la respiración. Los órganos se agitan, se deslizan, giran, se dilatan, se contraen y se expanden con cada aspiración y con cada espiración. Sienta cómo las capas más profundas se dilatan para hincharse y conectar con las capas externas. Cuando localice la respiración en un punto más central de su cuerpo, observe si la cualidad de esta o su estado de ánimo ha cambiado de algún modo.

Para sentir la diferencia entre iniciar la respiración desde las capas externas en lugar de con las internas, lleve su atención hacia los músculos y los huesos mientras presiona contra la piel. Observe cómo su respiración y su estado de ánimo cambian cuando se mueve en este sistema de acción.

Una vez más lleve su conciencia hacia su cuerpo interior y tómese unos minutos para estar simplemente sentado y respirar, percibiendo y sintiendo el movimiento de la respiración dentro y alrededor de los órganos. Cuando haya terminado con esta exploración tómese un momento para observar los efectos de su práctica. Sepa que en cualquier momento en que se encuentre acelerado puede ayudar a su cuerpo a volver a un lugar más neutral reorientando su conciencia.

97

Prolongación de la espiración

Cuando la gente piensa en mejorar su capacidad respiratoria, casi siempre imagina que lo principal debería ser hacer aspiraciones profundas e impresionantes.

Aunque va en contra de lo intuitivo, una espiración más plena se traducirá naturalmente en una profundización espontánea de las aspiraciones. Esto es particularmente cierto en el caso de los asmáticos que acortan la espiración en un intento erróneo de obtener más aire al aspirar. Las espiraciones prolongadas y plenas dicen al cuerpo que todo está bien, y prolongando conscientemente la espiración podemos conseguir relajarnos incluso en las situaciones más estresantes.

Cómo se hace

Tómese unos minutos para relajarse y acomodarse. Luego, haga que su atención se concentre poco a poco en su espiración, siguiéndola en todo momento hasta la ligera pausa al final de la respiración. Observe su espiración de este modo durante unos minutos, dejando que llegue a ser como un señuelo que atraiga a su mente hacia adentro. Con cada espiración sienta el peso del cuerpo entregándose al suelo; permitiendo que cada músculo del cuerpo afloje su garra sobre los huesos. Sienta que los ojos se relajan y ablandan y que todos los músculos faciales se aflojan cuando la espiración se vuelve más prolongada y profunda. Muy poco a poco, durante un período de veinte respiraciones, comience a prolongar conscientemente su espiración. El aumento total en la prolongación de su espiración puede alcanzar hasta sólo unos segundos. De lo que se trata es de dejar que la espiración se prolongue en forma natural sin ningún esfuerzo. Si en algún momento siente dificultad para respirar o si descubre que realiza la próxima aspiración con ansiedad, es probable que esté esforzándose demasiado. Continúe hasta encontrar un ritmo cómodo en el que se sienta relajado y sereno. Puede espirar por la boca, si esto le ayuda. Cuando entre en un estado de relajación libérese de todo control de la respiración y limítese a observar la pauta respiratoria que surge como resultado de prolongar la espiración. La exploración completa puede llevar de 5 a 30 minutos. Tómese siempre unos minutos para permanecer acostado sobre un lado y luego siéntese tranquilamente antes de continuar con sus actividades.

Observe cómo se siente después de haber hecho la exploración y sepa que esta capacidad para relajarse conscientemente no es más que una espiración hecha con ahínco.

Ojos relajados, diafragma abierto

El objetivo es encontrar maneras de integrar pautas respiratorias más abiertas en nuestra vida cotidiana puede ser un desafío. Todas las pautas de contención de la respiración implican una contracción parcial del diafragma. Mantener este músculo ensanchado y relajado puede ser muy útil para asegurar una respiración libre. La siguiente es una técnica que puede utilizar sea cual sea el lugar en que se encuentre y lo que esté haciendo. Esta técnica abre y ensancha de inmediato el diafragma, e incluso podría cambiar su percepción del mundo.

Cómo se hace

Póngase una mano sobre el diafragma justo debajo de la punta del esternón. Tómese un momento para sentir el movimiento inferido del diafragma debajo de los dedos. Ahora, fije la mirada en un punto, entrecerrando los ojos un poco mientras excluye todo lo demás de su campo de visión. ¿Qué sucedió con su diafragma y con su respiración? ¿Sintió cómo su respiración se hizo superficial y el diafragma se estrechó y se tensó mientras usted limitaba su visión? Ahora, abra su visión periférica para percibir el campo visual hacia los lados y también ligeramente detrás de usted. En el momento en que hace esto puede sentirse hacer una aspiración espontánea, al mismo tiempo que el diafragma se ensancha. Experimente con estrechar y ensanchar su visión, observando cómo el diafragma imita el cambio en su percepción visual. En su libro *Centered Riding*, Sally Swift emplea esta técnica de ojos relajados para ayudar a sus compañeros de equitación a relajarse y a llegar a ser más conscientes del entorno que les rodea. Cuando los alumnos abren su respiración, sorprendentemente los caballos responden serenándose y aflojando el paso. En nuestro experimento usted es el caballo y el jinete a la vez. Tal vez le resulte eficaz para mantener una sensación de apertura cuando se sienta rodeado por el caos de la oficina. No se trata de andar con la mirada vidriosa; eso le haría menos consciente de su entorno y de su respiración. Lo que yo hago es imaginar que estoy mirando desde detrás de mis ojos, recibiendo las imágenes que me rodean en lugar de proyectar los ojos hacia afuera y devolviendo las imágenes.

También puede pasar desde el foco periférico al foco estrecho cuando necesite concentrar sus esfuerzos. Se sorprenderá de lo abierta que puede mantenerse su visión sin sacrificar precisión o concentración mental, incluso realizando tareas como el trabajo con un ordenador. Siempre que sienta que cae en la pauta de contener la respiración, relaje inmediatamente los ojos y abra su visión periférica.

Tal vez esto le dé la perspectiva que necesita para tomarse con calma las exigencias del momento.

Utilización de las técnicas en la vida cotidiana

Cada día debemos hacer frente a situaciones que nos resultan estresantes, desde el llanto de nuestro hijo despertándonos por la mañana hasta el hecho de haber estado a punto de sufrir un choque en el camino al trabajo. Esos son los momentos para integrar algunas de las técnicas que ha aprendido. No hacen falta más que unos segundos para hacer bien el trabajo respiratorio. La próxima vez que se encuentre en una de esas situaciones, responda de inmediato verificando su respiración y luego elija una de las opciones que ha aprendido. A pesar de lo que le ocurra, con independencia de la vida que lleve, es posible mantener la ecuanimidad.

Pruebe a:

- Respirar con la parte posterior del cuerpo.
- Iniciar la respiración centralmente a través de los órganos.
- Prolongar la espiración.
- Ensanchar la visión periférica.

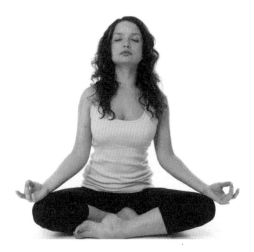

5. La apertura del cuerpo hacia la respiración

En este capítulo nos ocupamos de la apertura del cuerpo a fin de que pueda respirar y de esa manera recibir el alimento de la respiración. Muchos de esos movimientos proceden de las posturas tradicionales de yoga. Su objetivo es estimular la respiración soltando y reforzando los músculos respiratorios, aflojando las articulaciones, y calmando y tranquilizando al agotado sistema nervioso. Cuando la apertura de la respiración es apoyada por la estructura corporal en lugar de ser limitada por ella, el acto de respirar se vuelve natural y versátil.

Todo el cuerpo está diseñado para trabajar en una auténtica sinfonía de movimientos a fin de asegurar que cada una de sus partes recibe su cuota de oxígeno vital. Respiramos porque las células están ansiosas de oxígeno. Para que el oxígeno llegue a las células, el cuerpo tiene que hacer algo más que limitarse a hinchar y deshinchar los pulmones. Este oxígeno vital debe ser capaz de circular hacia todas las células del cuerpo, desde el cerebro (un buen consumidor de oxígeno) hasta los órganos internos como el hígado y la capa más superficial de la piel, anunciando su llegada a la zona más lejana con el brillo saludablemente rosado de las mejillas y de la punta de los dedos.

Si su cuerpo está rígido y tenso tendrá más dificultades para respirar que si está flexible y relajado. Esta tensión en los tejidos y en las articulaciones también actuará como una barrera al libre flujo de líquidos a través del cuerpo, por lo que éste no recibe toda la nutrición de la respiración. Cuando los músculos y las articulaciones del cuerpo se vuelven más flexibles permiten el paso de la corriente de aire hacia los pulmones y a través del cuerpo. Cuando los músculos intercostales se vuelvan largos y elásticos, las costillas estarán en condiciones de moverse mejor y de esa manera los pulmones podrán llenarse con más aire. Cuando las caderas se vuelvan más flexibles la pelvis podrá moverse con más libertad, lo cual entonces permitirá que la corriente de la respiración ascienda por la columna.

Cuando la columna vertebral se vuelve más flexible, todo el torso se convierte en un receptáculo que recibe a la respiración. Cuando los músculos endurecidos y rígidos se ablandan y aflojan, la respiración puede desplazarse a través de los tejidos como un pez en el agua.

Los trabajos sedentarios y la falta de ejercicio diario hacen sentir sus efectos cuando la rigidez y la mala circulación convierten a nuestros cuerpos en receptáculos disponibles para el estrés y la ansiedad. Pero el modo en que pensamos y sentimos también tiene un efecto incalculable sobre la tensión que podemos albergar en nuestro interior. Cuando nos encontramos preocupándonos constantemente o atrapados en un remolino de miedos repetitivos, inseguridades, dudas y creencias intransigentes sobre nosotros mismos y los demás, esos pensamientos sirven para desarrollar y mantener tensiones corporales crónicas. Lo llamamos tensión en el cuerpo, pero en realidad en gran medida es la recapitulación de pensamientos que transmiten su mensaje de confusión a través de nuestras células.

Cuando los músculos están tensos y las articulaciones se vuelven rígidas, los órganos no funcionan y la circulación se vuelve lenta, debido a lo cual el cuerpo es inundado por las sustancias químicas tóxicas que son los delegados de la respuesta de estrés. Todos estos cambios crean obstáculos al libre movimiento de la respiración en el cuerpo.

Tal vez haya notado que contrae los músculos abdominales la mayor parte del tiempo o que mantiene tensión en los músculos del esfínter anal. Quizá experimente una sensación general de tensión en su cuerpo, como si esperase malas noticias en cualquier momento, o su postura desgarbada imposibilita la respiración. Tenga presente estas pautas personales cuando explore los ejercicios incluidos en este capítulo. Cuando comience a relajarse y a aflojar esas zonas crónicamente contraídas descubrirá que surge una pauta respiratoria diferente. También se verá pensando y sintiendo de una manera diferente.

Sincronía respiración/cuerpo

En todos los movimientos y ejercicios el primer y más importante principio a recordar es permitir que la oscilación natural de la respiración se refleje en el cuerpo.

El segundo principio es permitir que la fase retráctil de la respiración se refleje en su movimiento, en especial cuando realice estiramientos. Si escucha al movimiento de su respiración, advertirá que hay momentos en que es ligeramente desviado de un estiramiento y momentos en que la respiración le lleva más profundamente hacia él. La mayoría de la gente se resiste a la fase retráctil o de elevación, obligando al cuerpo a permanecer estático y, por consiguiente, a aumentar la tensión en los músculos. Esta fase retráctil es buena para su cuerpo como la fase de profundización. También le brinda un momento en que la sensación de tirón disminuye un poco, permitiéndole que el estiramiento sea más fácil y prolongado. Una manera simple de sentir esto es dejando caer la cabeza de manera que la barbilla toque el pecho. A continuación, abra la boca y aspire y espire. Relaje la parte posterior del cuello y pronto advertirá que la respiración levanta y baja alternativamente la cabeza y el cuello. Esta es la clase de movimiento que debería permitir en todos los ejercicios siguientes.

¿Cuándo debería aspirar y espirar?

La mayoría de los textos sobre movimiento y yoga designarán una fase respiratoria específica para cada parte de un ejercicio indicando cuándo aspirar y cuándo espirar. Uno puede llegar a ser experto en dirigir la respiración con la mente, pero se encuentra mayor libertad aprendiendo a permitir que la inteligencia de la respiración surja naturalmente. Cuando explore los movimientos, pregúntese: ¿Qué es lo que la respiración pide a mi cuerpo que haga ahora? ¿Qué es lo que mi cuerpo pide a mi respiración que haga? ¿Mi cuerpo quiere abrirse en la aspiración, en la espiración o en la pausa entre ellas? En general, los movimientos de apertura, de expansión y verticales provocan la aspiración, y los movimientos de cierre, de retracción y horizontales provocan la espiración. ¡Vaya más allá de las reglas y explore por su cuenta!

Cuando sugiero momentos apropiados para respirar, tome mis palabras como una guía más que como una regla. En todos los movimientos adapte su posición hasta encontrar el lugar en que su respiración sea más abierta. Permita que el ritmo y la profundidad de su respiración cambien en respuesta a las exigencias de movimientos diferentes, en lugar de diseñar una respiración para un movimiento, y así sucesivamente. Por último, no se ponga nunca en una posición en la que no pueda respirar. Este es un buen consejo aquí y en todas las situaciones de la vida. Puede tener la seguridad de que si no puede respirar, su posición es incorrecta. Encuentre el lugar en que los estiramientos sean lo bastante profundos como para haber captado la atención de su mente, pero no tan intensos como para que se disocie de su experiencia y entre en una pauta estresante de contención de la respiración. Aunque es preferible no llegar a esta fase, sepa que ha llevado su posición demasiado lejos si la sensación es tan intensa que no puede mantenerla durante un ciclo respiratorio. Dése suficiente espacio respiratorio a fin de poder abrirse al placer más que al esfuerzo de cada movimiento. De esa manera tendrá asociaciones positivas con sus sesiones de trabajo respiratorio y estará más ansioso por volver a ellas cada día.

Despertar la respiración

El objetivo de este ejercicio es aflojar cualquier congestión en los pulmones y estimular la función respiratoria. Es un modo maravilloso de reanimarse y despertarse cuando sienta cansancio o lasitud mental. Si realiza un trabajo sedentario y hace poco ejercicio, es probable que sus pulmones estén aletargados y sus músculos respiratorios sean débiles. Este ejercicio es divertido para hacer a primera hora de la mañana después de haber abierto la ventana o, mejor aún, al aire libre. Contar con una pareja asistente es especialmente agradable, porque ésta puede llegar a aquellas zonas que son más difíciles de alcanzar. Este ejercicio también puede hacerse en un grupo, formando un círculo en el que todos trabajan con la persona que tienen delante.

Cómo se hace

Cierre las manos en un puño sin apretar. Comience por darse golpecitos en la parte frontal del pecho, justo debajo de las clavículas o alrededor del esternón. Debería hacerlo con fuerza y firmeza, pero sin que resulte doloroso. Mientras se golpea, haga cinco aspiraciones y espiraciones y en la quinta espiración expulse con energía el aire por la boca. Esto recibe el nombre de Pose del León y es maravilloso para aflojar la tensión en la mandíbula y en la garganta.

Repítalo cinco veces, terminando con una espiración.

Ahora dése golpes en toda la superficie de la cintura y de la parte inferior de las costillas debajo de los senos. Deje que los golpes se extiendan también hacia los lados de las costillas. Repita cinco series de cinco respiraciones cada una, expulsando el aire en cada espiración.

Si trabaja con una pareja, pídale que le dé golpecitos en la parte superior de la espalda en torno a la zona superior de los hombros, así como en el espacio entre la columna y los omóplatos. Nunca golpee sobre la columna vertebral. Repita cinco series de cinco respiraciones, terminando cada serie con una espiración en la Pose del León.

Región inferior y posterior de los pulmones (zona de los riñones): Flexione las rodillas y lleve las manos hacia atrás hasta tocarse la zona que se halla encima de la cintura a ambos lados de la columna. La parte inferior de los pulmones puede llegar a estar bastante anquilosada si respira de manera superficial o predominantemente con el pecho. Si trabaja con una pareja, cójase firmemente los muslos con las manos y haga que la persona amiga le dé golpecitos en la parte inferior y posterior de los pulmones.

Mantenga la respiración en movimiento, espirando con energía cada cinco respiraciones aproximadamente. Ahora póngase de pie y permítase observar su respiración y cómo se siente. Disfrute la sensación de hormigueo en toda la piel y en todo el cuerpo. Si este es el único trabajo respiratorio que realiza en el día de hoy, considere la posibilidad de hacer una caminata rápida o de darse una ducha caliente. El día se inicia con un buen comienzo.

Estiramientos respiratorios

Respiración en la parte frontal: De pie (o sentado) con los pies separados a una distancia equivalente al ancho de las caderas. Cójase las manos detrás de la espalda y extienda los brazos hacia los talones.

Cuando aspire, levante y abra el pecho y deje que la barbilla caiga hacia el pecho. Sienta que la parte frontal de los pulmones y el pecho se hinchan. Espire y afloje, volviendo a la posición de pie neutral. Repita esto tres veces, dirigiendo la respiración plenamente hacia la parte frontal del pecho.

Respiración en la espalda: Cójase la muñeca izquierda con la mano derecha y extienda los brazos delante del cuerpo. Cuando aspire, curve la espalda y flexione las rodillas de modo que todo su cuerpo quede inclinado hacia adelante. Sienta que la parte posterior de los pulmones se hincha. Espire y afloje, volviendo a la posición de pie neutral. Repita esto tres veces, dirigiendo la respiración plenamente hacia la parte posterior del cuerpo.

Respiración en los lados: Apoye la mano derecha sobre el lado derecho de su caja torácica, justo debajo de la axila. Extienda el brazo izquierdo hacia abajo y junto al lado externo del muslo izquierdo. Cuando aspire, inclínese hacia el lado izquierdo. Con la mano derecha presione con firmeza sobre las costillas y dirija la respiración para expandir el lado derecho de la caja torácica. Espire, vuelva a la posición neutral y repita sobre el otro lado. Haga tres series sobre cada lado. Ahora tómese un momento para ponerse de pie y sentir cómo se mueve su respiración. Observe si su respiración se mueve con más fuerza y si está más despierto mentalmente. Ahora está preparado para continuar con movimientos de apertura del cuerpo más específicos.

Apertura del centro

La respiración se inicia centralmente en el cuerpo, por lo que es allí donde debemos comenzar a liberar el proceso respiratorio. Los movimientos incluidos en este apartado se centran en la apertura del torso y de la columna vertebral.

Ondulaciones descendentes

Póngase de pie y deje que su cabeza se incline lentamente hacia adelante hasta que la barbilla se apoye en el pecho (o lo más cerca posible del pecho en una postura cómoda, sin forzar). Relaje la mandíbula abriendo la boca y haga unas respiraciones expulsando el aire por la boca. Después puede empezar a sentir el pulso de la respiración moviendo ligeramente la cabeza y el cuello hacia arriba y abajo en un movimiento de asentimiento. Una vez que sienta esto, siga el pulso de su respiración con un movimiento ondulatorio gradual hacia abajo a través de cada segmento de su columna. Deje que el peso de la cabeza, del pecho y de los brazos estire poco a poco la columna. Flexione ampliamente las rodillas mientras comienza a ondularse hacia abajo a través de la parte superior de la espalda y continúe haciendo esto hasta quedar colgado hacia adelante sobre las rodillas flexionadas. Haga unas respiraciones al final del movimiento, comprobando que no mantiene ninguna tensión innecesaria en el cuello alrededor de la base del cráneo. Ahora presione el suelo con los pies y, utilizando esta presión hacia abajo a través de las piernas (en lugar de hacer que los músculos de la espalda le levanten), comience a ondular el cuerpo hacia atrás para volver a estar erguido. Compruebe que no levanta la cabeza y el cuello durante este movimiento.

Cuando mantenga la cabeza y el cuello relajados, su peso dará un estiramiento a toda la columna. Ahora gire la cabeza para mirar por encima del hombro derecho y hacia abajo a lo largo del lado del muslo derecho. Ondule lentamente hacia abajo, esta vez inclinándose hacia el costado de manera de terminar con el cuerpo caído sobre el lado externo de la pierna derecha. Asegúrese de dejar las rodillas flexionadas y de que ambos brazos caigan hacia el lado derecho.

Aunque la columna estará girando hacia el costado, usted debería tratar de mantener las rodillas paralelas, en lugar de dejar que se vuelvan hacia adentro. Empuje hacia abajo con los pies para volver a la posición erguida, teniendo cuidado de relajar el cuello y los hombros de manera que sean las últimas partes del cuerpo las que vuelven a la posición erguida. Repita este movimiento hacia el lado izquierdo. Ahora haga las series completas, centro, derecha e izquierda, otras dos veces, concentrándose en sincronizar el movimiento de las rodillas de modo que estén totalmente flexionadas cuando llegue a la fase final del movimiento y que se estiren cuando vuelva a tener la cabeza erguida. Por consiguiente, las rodillas estarán en un movimiento continuo y fluido. La tercera vez que haga las ondulaciones hacia abajo, preste más atención a las zonas de su columna que sienta tensas o doloridas moviéndose muy lentamente a través de esos segmentos.

El Gato

Puesto que la respiración se origina en la parte central del torso, toda rigidez en el centro del cuerpo la limitará. Si la columna está rígida, ello puede actuar como una vara rígida que recorre el torso e impide la elevación y la caída natural de la respiración. Cuando es flexible, la columna puede moverse como una ola ondulante.

En este ejercicio comenzamos por diferenciar los movimientos a lo largo de la columna hasta aflojar el centro. Observe su respiración antes de comenzar y luego vuelva a comprobarla cuando haya completado ambas partes.

- Variante A: Póngase a cuatro patas con las manos directamente debajo de los hombros y las rodillas debajo de las caderas. Sienta cómo se mueve su respiración. Comience por redondear la espalda hacia arriba, llevando la rabadilla hacia la cabeza mientras mira hacia atrás por su entrepierna. Luego, relájese y deje que la columna se curve en sentido contrario, elevando la cabeza y la rabadilla en el aire, formando un arco suave en la espalda. Continúe lentamente flexionando y extendiendo, permitiendo que la respiración se sincronice con ambos movimientos. ¿Cuándo resulta agradable aspirar? ¿Cuándo resulta agradable espirar? No trate de imponer una pauta específica, pero permita que surja la respiración. Cuando haya hecho unas diez series, descanse con las nalgas sobre los talones, dejando que la cabeza y los brazos se relajen sobre el suelo.

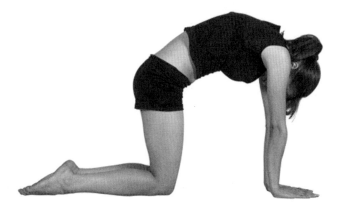

- Variante B: Ahora vuelva a la posición en cuatro patas. Esta vez va a trabajar sobre un pequeño segmento de la espalda cada vez. Imagine que es un gato al que lo cogen por los pelos. Comience con la parte más alta de la espalda, donde el cuello se une al torso. Cuando aspire empuje con energía hacia arriba en este punto, presionando hacia abajo a través de los brazos para conseguir una elevación óptima. Imagine que están levántandole desde ese punto y que usted dirige su respiración hacia esa zona. Cuando espire, deje que sus vértebras se aflojen en sentido contrario, permitiendo que la misma parte de la espalda se hunda. Cuando afloje, libérese de toda tensión en la espalda en lugar de tratar de llevar la columna más hacia abajo. Continúe descendiendo por la columna unas pocas vértebras cada vez hasta llegar al lugar en que las vértebras lumbares se unen al sacro (casi donde debería estar la línea de los calzoncillos).

Cuando haya terminado, tómese un momento para sentir cómo su respiración se desplaza a través de su cuerpo. Asimismo, tome nota mentalmente de todas las zonas de la columna en que sintió restricción o rigidez. Si repite este ejercicio quizá quiera dedicar un poco más de tiempo a estos lugares. Ahora descanse, llevando las nalgas sobre los talones, y relajando la cabeza y los brazos sobre el suelo.

- Variante-Trabajo con una pareja: El ejercicio que se mostró anteriormente puede resultar muy eficaz si se realiza con la ayuda de una pareja. En lugar de ponerse en cuatro patas, entrelace las manos y lleve los codos hacia el suelo directamente bajo los hombros y las rodillas debajo de las caderas. Su pareja le ayudará presionando hacia abajo en el lugar que desea abrir, permitiéndole centrarse más precisamente en cada zona. También hará que trabaje contra alguna resistencia. La persona que actúa como asistente puede arrodillarse frente a la espalda de la pareja, o en cualquier otra posición en la que pueda poner el peso de su cuerpo detrás del movimiento de manera efectiva. El asistente cruza sus pulgares y los coloca a ambos lados de la columna, pero no directamente sobre los huesos. Comience en el nivel de la columna que corresponde a la parte superior de los omóplatos. (No presione sobre las vértebras del cuello, pues esto puede lesionar la espalda.) El asistente presiona firmemente hacia abajo, por lo que usted tendrá que trabajar con más fuerza para elevar esa parte de la espalda con su respiración. Cuando aspire y redondee hacia arriba contra la presión de los pulgares de su pareja, dirija la respiración hacia esa zona. Cuando espire, deje que la columna se afloje en sentido contrario. Su pareja debería mantener la presión de manera uniforme tanto durante la parte de extensión como de flexión del movimiento. Después de unas repeticiones, la pareja pasa al segmento siguiente y continúa segmento por segmento hasta que finalmente llega a la hendidura de las nalgas.

Mientras su pareja desliza sus manos hacia abajo por su columna usted debería dirigir su respiración hacia cada zona específica. A la mayoría de la gente le resulta muy efectivo aspirar, flexionar y espirar durante el aflojamiento, pero experimente para descubrir lo que siente usted. Puede advertir lugares que sienta particularmente tensos. Haga saber a su pareja que le gustaría dedicar un poco más de tiempo a esos puntos rígidos. Haga cuatro o cinco aspiraciones y espiraciones en cada una de esas zonas, hasta que pueda sentir que su espalda se mueve libremente. Su asistente también puede advertir lugares en los que la piel y los músculos parecen pegados, o donde el tejido da la impresión de estar encallecido, seco o correoso. Puede animarle a poner un énfasis especial en esas zonas que carecen de circulación. Si en algún momento se siente cansado, tómese un descanso antes de continuar con el segmento siguiente. Cuando haya terminado, tómese un momento para sentarse sobre los talones mientras permanece de rodillas y para sentir cómo se mueve su respiración.

Apertura de los canales inferiores

Cuando no podemos mover libremente la parte inferior del cuerpo, para compensar tendemos a respirar en la parte más elevada con los músculos respiratorios secundarios del cuello, los hombros y la espalda. En este apartado nos centramos en aflojar la pelvis, las caderas, la región lumbar y el vientre, de manera que la onda de la respiración no encuentre obstáculos. Cuando esta onda llega a ser más fuerte, la respiración puede desplazarse desde el centro del cuerpo hacia la periferia, irradiándose como la luz de una estrella hacia todas las extremidades.

Apertura de la pelvis y de las caderas

Durante la respiración plena hay una oscilación natural de la pelvis alrededor de las caderas. Debido a la inactividad o a pautas de contracción innecesaria, los músculos de las caderas y de la región lumbar pueden entumecerse, impidiendo que se produzca esta oscilación natural. En este ejercicio nos centramos en aflojar las articulaciones de las caderas, abriendo a través de la base pélvica y aflojando las piernas. Compruebe su respiración antes de comenzar y después.

Cómo se hace

Acuéstese en la posición de Descanso Natural. Tómese un momento para sentir que su respiración se desplaza por su abdomen y a través de su diafragma pélvico. Observe cómo la pelvis se balancea ligeramente hacia un lado y otro con cada ciclo respiratorio. En la siguiente espiración lleve la rodilla derecha hacia el pecho y sujétela con ambas manos apuntando hacia la barbilla.

Cuando aspire deje que la pierna se separe del cuerpo y cuando espire acérquela más hacia el pecho. Siga la dirección de la respiración cuando lleve la pierna hacia usted, flexionando los codos, y luego cuando deja que la pierna se separe estirando ligeramente los brazos. Estos movimientos no tienen que ser amplios y, en realidad, cuanto más pequeños sean más fácil le resultará sentir la acción oscilatoria de la pelvis. Continúe durante unos minutos, observando cómo la columna se extiende y flexione alternativamente con la pelvis. Luego deje que la pierna vuelva a la posición inicial. Ahora repita el movimiento sobre el lado izquierdo. Cuando haya trabajado ambos lados estará preparado para continuar con los aflojamientos más profundos de la pierna. Vuelva a llevar la pierna derecha hacia el pecho y coloque una corbata o cinturón en torno a la planta del pie.

Lentamente, extienda la pierna hasta que esté recta. Sienta los músculos a lo largo de la parte posterior de la pierna y encuentre el lugar en que la sensación de estiramiento capta su atención, pero no es tan intensa como para resultar molesta. Deje que su respiración descienda hacia la parte inferior del abdomen e imagínela desplazándose hacia el muslo. En lugar de llevar la pierna hacia usted y forzar la apertura, espere a sentir un momento de entrega en que los músculos se ablandan y aflojan. Ésta es la señal para invitar a la pierna a que se acerque más al pecho. Continúe respirando y relajándose durante 3 minutos y espere pacientemente un movimiento de apertura antes de acercar más la pierna al cuerpo.

Ahora lleve la pierna hacia afuera en un ángulo de 45 grados y ábrala hacia el costado; deje que la otra pierna se abra y compense esta acción. Las piernas estarán como un libro abierto con el torso haciendo de lomo. Sienta que la apertura se desplaza desde la base pélvica, los genitales y la zona anal hacia la parte interior de los muslos y hacia abajo hasta la parte interna de los tobillos.

Mantenga el abdomen centrado de modo que el ombligo mire hacia arriba. Esto mantendrá la acción centrada en las caderas. Permanezca en esta posición durante un minuto aproximadamente y luego vuelva a llevar la pierna derecha hacia la posición perpendicular al espirar. Para la apertura final, afloje la corbata alrededor del pie. Flexione la rodilla derecha y crúcela lentamente hacia la izquierda llevándola hasta el suelo (si la rodilla no llega al suelo, apóyela sobre una almohada). Compense el movimiento extendiendo el brazo derecho a lo largo del suelo en línea con el hombro. Sentirá un fuerte estiramiento a lo largo del lado externo de la cadera y de la zona de la nalga. Puede intensificar la apertura presionando hacia abajo sobre el lado externo de la rodilla derecha con la mano izquierda. Continúe permitiendo que su respiración se desplace profundamente en la zona abdominal, acentuando el movimiento de la pierna derecha en las espiraciones. Después de un minuto afloje el estiramiento, gire sobre la columna vertebral y vuelva a la posición de descanso natural. Sólo como diversión, haga una pequeña caminata por la habitación para sentir la diferencia entre el lado izquierdo y el derecho. Los lados derecho e izquierdo pueden sentirse como si correspondiesen a dos personalidades diferentes. Tómese un momento para relajarse y luego haga la secuencia completa con la otra pierna.

Cuando haya terminado con ambos lados, acuéstese de espaldas en la posición de descanso natural y lleve ambas rodillas hacia el pecho. Sujete las rodillas firmemente con ambas manos y compruebe si puede sentir el movimiento de balanceo de la pelvis cuando aspira y espira. Observe cómo la expansión en el abdomen produce una ligera extensión de la pelvis haciendo que la región lumbar se levante del suelo, y cómo la retracción de la espiración hace que la columna se aplane hacia el suelo. Después de abrir las caderas resultará más fácil sentir el modo en que la pelvis se mueve con la respiración. Si todavía no percibe ningún movimiento, no desespere. La mayoría de la gente puede sentir este movimiento pélvico al cabo de unos días de haber realizado el ejercicio.

Postura de rotación del vientre

Esta postura afloja y alivia la congestión en toda la zona abdominal, y abre los lados del diafragma y los músculos intercostales en el interior de las costillas. La postura también estimula el funcionamiento de los órganos abdominales apretándolos y aflojándolos alternativamente como si fuesen esponjas. Cuando afloja la rotación, permite que lleguen líquidos nuevos a los tejidos y a los órganos y los bañen con sangre recién oxigenada.

Acuéstese en la posición de descanso natural con los brazos extendidos hacia los lados en línea con los hombros. Llegue a ser consciente de su respiración moviéndose en el abdomen. Ahora despegue el trasero del suelo y desvíelo del centro llevándolo unos 15 cm hacia la izquierda. Esta maniobra asegurará que la columna esté en una posición neutral cuando más tarde se gire hacia el costado.

Lleve las piernas hacia el pecho, una a la vez. En una espiración deje que las rodillas desciendan lentamente hacia el lado derecho sobre el suelo (o sobre una almohada, si le resulta difícil apoyarlas en el suelo). Vuelva a llevar su conciencia hacia el brazo opuesto y el pecho, de manera que sienta una larga apertura diagonal a través del cuerpo. Dedique uno o dos minutos a permitir que la plenitud de la respiración balancee el cuerpo, dejando que el abdomen esté tranquilamente flojo. Cuando el cuerpo se afloje, descubrirá que toda la región lumbar y la pelvis, así como el resto de la columna, se mueven claramente con cada fase del ciclo respiratorio. Celebre todo movimiento que pueda sentir, por pequeño que sea, y ábrase al placer del aflojamiento del cuerpo. Cuando esté preparado, deje que las rodillas se doblen hacia el pecho, y luego gire sobre la columna antes de continuar con el otro lado.

Si se siente tan molesto que no puede relajarse en el movimiento, pruebe a hacer repeticiones breves de 10 segundos en cada lado. Después de tres sesiones pruebe a mantenerse durante un minuto. Estas detenciones breves sirven para aflojar progresivamente los músculos sin desarrollar intensidad. También puede colocar dos almohadas a ambos lados de su cuerpo de modo que las rodillas no deban llegar al suelo. Este es un modo particularmente bueno de trabajar si está recuperándose de una lesión de espalda.

Ángulo limitado con apoyo

Puesto que son la sede de la energía sexual, el abdomen blando y las zonas genital y anal, así como la parte interior de los muslos, son lugares muy sensibles y vulnerables. Son lugares en los que tendemos a almacenar las emociones fuertes. Siempre que experimentamos timidez, vergüenza o éxtasis desde nuestras entrañas, no es inusual que dudemos acerca de abrir plenamente aquí.

La respiración corporal plena se basa en ser capaz de relajarse y aflojar esas zonas íntimas. En esta postura puede dejar que la gravedad realice el trabajo de abrir y aflojar a fin de poder relajarse por completo. Es una postura particularmente buena para las mujeres durante la menstruación y antes del alumbramiento, porque aumenta la circulación y alivia los calambres. Si se practica estando embarazada de más de tres meses, el torso debería elevarse en un ángulo de 45 grados para impedir la compresión del flujo sanguíneo hacia la madre y el feto.

Apertura de los canales superiores

En la actualidad es raro conocer a alguien que no sienta tensión en la parte superior de la espalda, en el cuello y en los hombros. Gran parte de esta tensión es provocada por el uso excesivo de los músculos respiratorios secundarios durante la respiración con el pecho y la hiperventilación. En este apartado nos centramos en aflojar esos músculos utilizados en exceso.

Reloj del hombro

Cuando nos hemos acostumbrado a respirar en la parte alta del cuerpo, los músculos respiratorios secundarios del pecho, el cuello y los hombros llegan a estar crónicamente tensos. En la respiración pectoral los hombros suben y bajan. Como consecuencia de ello, los músculos trapecio a lo largo de la parte superior del hombro pueden llegar a ser como cuerdas flojas que con el tiempo parecen normales, aunque de una «normalidad» horrible.

Este ejercicio sencillo es un modo maravilloso de aflojar la parte frontal, lateral y posterior del hombro de manera que los hombros vuelvan a separarse nuevamente de las orejas. El Reloj del hombro es especialmente bueno para quienes tienen artritis en esas zonas.

Póngase de pie en ángulo recto en relación con una pared con el hombro derecho apuntando hacia ésta. En primer lugar, compruebe que los pies están separados a una distancia equivalente al ancho de las caderas a fin de tener un apoyo sólido. Sepárese unos 10 centímetros de la pared. En función de su flexibilidad puede acercarse más a la pared, lo cual hará que el ejercicio resulte más desafiante, o a una distancia de unos 30 centímetros o más, para que resulte más fácil. Extienda el brazo por la pared hacia arriba como si fuese la manecilla de un reloj que marca las doce en punto.

Tómese un momento para presionar el suelo con los talones y relaje el cuello y la mandíbula. Después de varios ciclos respiratorios, lleve el brazo hacia atrás para que marque la una en punto. Mantenga el brazo en la pared tan alto como pueda. Una vez más, permanezca en esta posición durante varias respiraciones y continúe desplazándolo a través de los números imaginarios del reloj hasta llegar a las tres en punto. Cuando llegue a las tres en punto, incline el pecho hacia adelante, girando ligeramente el esternón hacia el centro de la habitación. Sentirá una fuerte apertura en la parte frontal del pecho y del hombro, una zona que puede llegar a estar crónicamente tensa durante la respiración con la parte superior del pecho. Haga varias respiraciones en esta posición y luego deje que el brazo caiga junto al cuerpo. Permanezca así durante un instante y sienta la diferencia entre los dos brazos. Si se mira en un espejo o cuenta con una persona amiga que pueda verle, quizá pueda comprobar que un brazo es más largo que el otro. La longitud adicional es simplemente una medida de cuánto ha aflojado el hombro hacia abajo. ¿Puede sentir qué lado de su pecho respira más plenamente?

Repita el Reloj del hombro sobre el otro lado. Si tiene tiempo, vuelva al primer lado y haga el ejercicio poniéndose un poco más cerca de la pared.

Aflojamiento del hombro y de la parte superior de la espalda

La parte superior de la espalda y los hombros también pueden llegar a estar crónicamente tensos cuando dependemos demasiado de los músculos respiratorios secundarios. Los hombros comienzan a redondearse hacia adelante y abajo, el pecho se hunde y la columna desarrolla una curvatura torácica exagerada (conocida en terminología médica como cifosis). Esta es la postura normal para una respuesta súbita de luchar o huir, como cuando oímos un sonido fuerte o nos agachamos repentinamente para evitar ser golpeados por alguien. Una vez más, puede llegar a ser un modo inconsciente de contraernos en todo momento.

Cuando se hunde la parte frontal del cuerpo se comprime al diafragrna, haciendo imposible la respiración plena. Al abrir en la parte superior del pecho, los hombros y la espalda, la energía que en un tiempo utilizamos para contraernos y apartarnos de la existencia se emplea para expandir y atraer la vida.

Ponga una silla contra la pared con el asiento frente a usted. Arrodíllese delante de la silla y coloque los hombros a una distancia equivalente al ancho de los hombros sobre el borde de la silla. Deje que el peso descanse sobre el borde externo de los hombros, en lugar de hacerlo con el borde interno, de manera que la cavidad del hombro se ensanche hacia los lados. Apoye la frente sobre el borde de la silla y presione con la punta de los dedos unidos por encima de la cabeza en una posición de plegaria... Lleve las rodillas hacia atrás hasta que queden directamente debajo de las caderas.

Expanda la respiración en la parte superior del pecho, la espalda y los hombros, presionando con los codos firmemente hacia abajo hasta sentir el estiramiento en las caderas. Sienta que las axilas se estiran y con cada respiración deje que la parte superior de la espalda se afloje hacia abajo. Permanezca en esta postura tanto tiempo como le resulte cómodo, profundizando poco a poco la intensidad de la apertura. Cuando le parezca que es suficiente, lleve lentamente las rodillas hacia adentro en dirección a los brazos hasta que pueda quitar los codos de la silla. Descanse un momento mientras permanece de rodillas disfrutando la sensación de la apertura de la parte superior del cuerpo a la respiración.

Postura de la puerta

Esta postura permite lograr una apertura profunda en los músculos intercostales que se encuentran entre las costillas. Estos músculos respiratorios primarios son responsables de la aspiración y de la espiración. Lamentablemente, son pocos los momentos de nuestras actividades cotidianas en que estiramos a conciencia a esos héroes olvidados de la respiración. A diferencia de muchos otros músculos del cuerpo, una vez que los músculos intercostales se aflojan tienden a permanecer así. Puesto que la respiración se profundiza cuando estos músculos se estiran, una respiración más plena brinda un masaje progresivo que mantiene el estiramiento inicial.

Póngase de rodillas sobre una manta gruesa. Ahora levante las nalgas de los talones de manera que quede apoyado sobre las rodillas con el cuerpo en una línea desde la cabeza hasta las rodillas. Lleve la pierna derecha hacia afuera y extiéndala hacia el costado, de modo que el pie quede en línea con el hombro.

Flexione los dedos del pie derecho. Ahora extienda el brazo izquierdo por encima de la cabeza y lentamente comience a inclinarse sobre la pierna derecha, dejando que el brazo derecho caiga a lo largo de la pierna mientras lo hace. Muévase con la respiración, aflojando y estirando más en las espiraciones. Mantenga esta posición durante 5-10 respiraciones antes de incorporarse y pasar al otro lado. Repita el movimiento dos veces en cada lado, yendo un poco más lejos, si puede, la segunda vez.

Aflojamiento del diafragma

La mayoría de nuestras actividades cotidianas, desde permanecer sentado en sillas, a trabajar con ordenadores, lavar los platos y hacer las camas, implican inclinarnos hacia adelante, comprimiendo así la parte frontal del cuerpo. Con el tiempo la parte superior de la espalda puede llegar a estar arqueada, estrechando el pecho y haciendo virtualmente imposible la respiración plena. Los movimientos siguientes están diseñados para aflojar la tensión en la columna, mientras liberan a los músculos del pecho y del diafragma.

Coja algunas mantas duras y enróllelas formando un cilindro apretado de unos 25 centímetros de diámetro y de unos 90 cm de largo (o utilice una bolsa de yoga). Siéntese sobre las mantas o la bolsa y lentamente reclínese hacia atrás, primero sobre los codos y luego sobre la parte superior de la espalda y de los hombros, de manera que las nalgas queden encima de la bolsa. La cabeza, el cuello, la parte superior de la espalda y los hombros descansarán sobre el suelo. Mantenga las rodillas flexionadas mientras permanece en esta postura. Observe en esta posición que la parte inferior de las costillas y la hendidura debajo del esternón son bastante pronunciadas. Aquí es donde se localiza el diafragma. En esta suave flexión hacia atrás puede permitir al diafragma que se afloje, se ensanche y se estire al mismo tiempo. Mientras permanece en la posición, céntrese en relajar el abdomen y en liberar toda tensión innecesaria en los hombros. Permanezca así 5 minutos y luego gire hacia un lado antes de incorporarse.

Relajación profunda

Cubrirse los ojos con una bolsa de ojos, un antifaz o un pañuelo de cuello le ayudará muchísimo durante la relajación. De esta manera se eliminan las distracciones visuales y se relajan los músculos en torno a los ojos. Otra técnica que he encontrado asombrosamente eficaz consiste en enrollar ligeramente una venda de algodón suave alrededor de la cabeza de manera que cubra los ojos, la frente y las sienes. La venda no debería estirar la piel alrededor de los ojos.

La presión suave de la venda contra los músculos frontales y temporales induce un profundo e inmediato estado de relajación. Al cabo de sólo 15 minutos con los ojos cubiertos, las líneas y las arrugas marcadas comienzan a alisarse, y el rostro parece reanimado y fresco.

La Cascada

Esta postura reparadora es ambrosía pura para el sistema nervioso agotado. Siempre que el cuerpo se pone patas arriba, el diafragma queda en una posición en la que resulta más fácil espirar. Normalmente el diafragma tiene que trabajar contra la gravedad para ascender durante la espiración. Cuando invertimos el cuerpo, la gravedad contribuye a la espiración plena y como consecuencia de ello, la aspiración comienza naturalmente a hacerse más prolongada y profunda.

Al mismo tiempo, el ritmo cardíaco disminuye y la presión sanguínea también. Cuando la respiración se profundiza el cuerpo recibe un mensaje de que todo va bien y el circuito de retroacción positiva de esta buena noticia nos lleva a un estado de relajación más y más profundo. Esta flexión hacia atrás con apoyo también abre la columna, el pecho y el diafragma. La sangre es drenada desde las piernas, dirigiéndose hacia las zonas del abdomen, el pecho y la garganta donde puede bañar las glándulas sexuales, el timo y la tiroides. La inversión del torso también ayuda a drenar el líquido excesivo y la congestión de los pulmones, lo que puede ayudar a despejar las vías respiratorias a quienes sufren de asma y bronquitis crónica. Esta es una postura excelente para los que sufren de cansancio o están recuperándose de una enfermedad.

La próxima vez que tenga el impulso de dormir una siesta o de hacer una incursión a la nevera para reponer energías, pruebe en cambio a practicar la cascada durante 10-15 minutos.

Doble las mantas de manera que formen una bolsa rectangular de unos 15-25 centímetros de alto, unos 25 centímetros de ancho y al menos unos 90 centímetros de largo. Las personas que son muy flexibles o que tienen torsos largos deberían utilizar un apoyo más alto y fino. Coloque la bolsa longitudinalmente a lo largo de una pared, dejando un espacio de unos 5 centímetros entre la bolsa y la pared. Siéntese sobre un extremo de la bolsa y gire cuidadosamente sobre un costado, de manera que la cadera derecha quede apoyada encima de la bolsa y el hombro derecho esté sobre el suelo. Utilizando el brazo derecho como apoyo, gire el cuerpo de modo que las nalgas queden sobre la bolsa con las piernas extendidas en línea recta sobre la pared, y los hombros, la cabeza y el cuello descansen sobre el suelo. La barbilla caerá ligeramente sobre el pecho. En la posición final las caderas estarán muy cerca de la pared, si no tocándola, el abdomen quedará paralelo al suelo, y el pecho y la columna caerán en cascada sobre la bolsa. Imagine la postura como una cascada: las piernas son la primera cascada, con el líquido acumulándose en la depresión del abdomen; el pecho y la columna son la segunda cascada, con el líquido acumulándose en la garganta y en la parte superior del pecho.

Si la posición no le resulta cómoda, experimente con la altura y con el ancho del apoyo. Las personas con torsos muy largos o muy cortos pueden necesitar adaptar el apoyo a sus dimensiones. Sin embargo, a otros puede resultarles mejor cuando la pila de mantas es más alta o más baja. La pequeña inversión de tiempo que se requiere es insignificante comparada con el poderoso efecto restaurador de la cascada. Cuando encuentre el apoyo adecuado debería sentir como si pudiese quedarse dormido en la posición. Una vez que se haya instalado, cierre los ojos (o cúbraselos con una bolsa de ojos o un pañuelo de cuello) y relájese completamente durante 5-15 minutos. Observe el cambio en su respiración sin tratar de manipularla de ninguna manera. Muchas personas dicen experimentar una sensación de apertura espontánea de la respiración cuando sus mentes se serenan. Una alumna describió este cambio como «el colapso de la mente". Puede contribuir a favorecer esto visualizando al cerebro como un globo que se aleja de la parte interna del cráneo con cada espiración. Si surgen otras imágenes tranquilizadoras, úselas para conducirse hacia la relajación.

Cuando esté preparado para salir, o bien gire sobre un costado y salga de la bolsa, o bien flexione las rodillas y aléjese de la pared hasta quedar tendido en el suelo. Tómese un momento para permitir que el cuerpo se adapte antes de sentarse.

Postura del Niño con apoyo

Ésta es una postura muy relajante, que ayuda a provocar la respiración abdominal profunda y el movimiento pleno de la respiración a través de todo el cuerpo.

Esta posición también produce alivio en los órganos blandos de la garganta, el vientre y los genitales, creando así una profunda sensación de seguridad, en gran medida como se sentiría un niño en brazos de su madre. Por estas razones esta postura es muy útil para quienes consideran que se hallan en un estado crónico de ansiedad y tensión. También es buena para aquellas personas a las que no les resulta relajante acostarse de espaldas. Yo personalmente practico la postura del niño con apoyo cuando viajo para mitigar algunos de los efectos de aturdimiento del jet lag. Ésta es también una postura excelente para las mujeres con espasmos menstruales y puede hacerse incluso más eficaz si se coloca debajo del abdomen una toalla doblada para brindar al vientre una presión profunda.

Apile las almohadas una sobre la otra, o doble las mantas hasta que tengan el tamaño de una almohada. Acuéstese boca abajo a horcajadas sobre las almohadas, con los brazos y las piernas a los lados. Acomode las almohadas para que formen un escalón, de manera que la cabeza y el cuello puedan apoyarse en la almohada que está debajo.

Esta postura es especialmente buena cuando se hace en la cama, con las rodillas apoyadas en el colchón. Cuando se tienda, observe cómo la respiración comienza a profundizarse en el abdomen y a través de la parte posterior del cuerpo. Cuando sienta que la respiración se profundiza, relaje la mandíbula y abra la boca, dejando escapar algunos suspiros profundos.

Con cada espiración deje que los brazos y las piernas se vuelvan cada vez más pesados hasta que no haya tensión en las caderas y en las rodillas, o en la parte superior de la espalda o de los hombros. Permanezca en esta postura mientras se sienta cómoda y cuando esté preparada utilice los brazos para ayudarse a sentarse.

También puede hacer una variante de esta posición acostándose boca abajo sobre una superficie blanda. Aquí se provoca la misma respuesta, pero es menos relajante para las caderas y las piernas, y puede causar molestias en el cuello si se permanece así durante más de unos minutos.

Postura de la respiración fácil

A partir de una posición prona, alzar la cabeza y el pecho ligeramente por encima de la altura del abdomen facilita el movimiento libre del diafragma. Esta posición puede utilizarse para las relajaciones guiadas o para las exploraciones respiratorias. También es una posición excelente para despejar las vías respiratorias cuando los pulmones o los senos están congestionados debido a resfriados y gripes. Después del tercer mes de embarazo, las mujeres encuentran que esta posición elevada les deja más espacio para respirar cuando el bebé afimenta de tamaño. Tampoco se pone en peligro al bebé interrumpiendo el flujo de sangre hacia el feto, como puede suceder en las posiciones completamente supinas. A medida que el embarazo avanza, aumente el ángulo de inclinación a 45 grados hasta sentir un aflojamiento en torno a la zona del diafragma.

Relajación profunda guiada

Una vez que hemos olvidado cómo es estar completamente relajado, llega a ser cada vez más difícil reconocer cuándo mantenemos tensión. Aprender a entrar en un estado de relajación profunda, aunque atenta, permite establecer una línea de referencia a la que podemos volver una y otra vez. Cuando se afina la conciencia, podemos reconocer los estados de tensión antes de que surjan. Existen muchos modos diferentes de entrar en un estado profundo de relajación. Las siguientes son tres sesiones de relajación guiada que puede explorar. En todas las sesiones de relajación prepárese de la manera siguiente:

Empiece por tenderse sobre una superficie blanda asegurándose de que, además, sea cálida y que su cuerpo esté simétrico encima del suelo. Tómese un momento para mirar su cuerpo a fin de comprobar que la cabeza, el esternón, el hueso púbico y el espacio entre los pies están en una línea. Coloque una toalla doblada o una almohada pequeña debajo de la cabeza y del cuello, de manera que la frente quede un poco más alta que la barbilla. Por último, tápese con una manta para sentirse abrigado y a salvo. (Alternativamente, adopte la posición de la Respiración Fácil.)

Seguir el señuelo de la respiración

Cuando se tienda sobre el suelo tómese un momento para acomodarse, sintiendo el peso de su cuerpo abandonándose a él. Explore su cuerpo en busca de tensión, comenzando con la cabeza. Afloje la piel a través de la frente y deje que se alise. Sienta con los músculos alrededor de los ojos, dejando que toda tensión allí se disuelva con la salida de la respiración. Deje que la mandíbula caiga abierta y afloje las sienes hacia las orejas. Permita que los labios se separen ligeramente, relajando la lengua y todos los músculos alrededor de la boca. Sienta hacia abajo en su garganta, tomándose un momento para tragar unas pocas veces a fin de relajar cualquier constricción en esta zona. Cuando abra la garganta, deje que su respiración salga por la boca durante unas pocas respiraciones, suspirando mientras lo hace. Continúe así descendiendo lentamente a través del cuerpo, invitando a cada parte de usted a relajarse y abrirse.

Cuando se sienta asentado, lleve su atención hacia su respiración. Escuche el sonido de la respiración y experimente la sensación de la respiración. Mientras percibe la respiración, deje que el sonido o sensación de ello le lleve hacia adentro como el señuelo más tentador. Esta escucha de la respiración tiene las mismas características del arrobamiento que experimenta cuando se esfuerza por oír una melodía que suena muy a lo lejos. Deje que el señuelo de la respiración vuelva a llevarle hacia usted. Siga cada respiración cuando surja y cuando llegue a su fin. Sienta el primer momento perceptible de la respiración que empieza y los últimos susurros de la respiración que termina. Observe su respiración como podría observar las olas del mar, alzándose incesantemente, descendiendo incesantemente, cambiando momento a momento. Ahora profunda, ahora superficial, ahora prolongada, ahora breve, ahora uniforme, ahora irregular. Siga el camino de los cambios de la respiración momento a momento.

Comience centrando más la atención en la espiración. Deje que su mente se deslice hacia abajo a lo largo de una espiración hasta el último aliento. Deje que el señuelo de la espiración le lleve hacia el pozo oscuro y sereno de su ser.

Perciba la pausa, aunque sea breve. Con cada espiración sucesiva deje que su atención descanse más profundamente en la pausa al final de la respiración saliente. Este es el origen de la respiración, el lugar en que surge y al que vuelve. Deje que todo su ser vuelva a caer en la pausa, confiando en que la nueva respiración surgirá sin ningún esfuerzo por su parte. Cuando se entregue a la pausa, esta llegará a ser más prolongada y espaciosa. ¿Tiende a aferrarse a la aspiración antes de que esté preparada a surgir por su cuenta? ¿Puede permitir simplemente que la respiración siguiente surja sin esfuerzo? ¿Le sorprende lo prolongada que puede llegar a ser la pausa antes de sentir ganas de aspirar?

Mientras se siente entrando en un estado de relajación profunda, libérese incluso del esfuerzo de seguir el señuelo de la respiración y llegue a ser la respiración misma. Sepa que puede utilizar el señuelo de la respiración para volver a usted mismo en cualquier momento y en cualquier situación.

Su respiración es un recurso siempre presente al que puede apelar toda vez que busque reposo y reabastecimiento.

6. Respiración más profunda

Cada vez que un músico toca un instrumento de cuerdas, empieza por afinar las cuerdas. Y del mismo modo que una guitarra puede mantenerse afinada durante horas después de que le hayan ajustado las cuerdas, el ritmo, la profundidad y la velocidad de la respiración también pueden modificarse durante horas e incluso días, después de haber hecho un trabajo respiratorio consciente. Cuando usted realiza un ejercicio respiratorio está ejecutando un ritual de afinación. Este proceso de afinación puede durar una hora o ser tan breve como una espiración prolongada. La combinación de sesiones de trabajo centrado en la respiración con miniverificaciones de la respiración, más fortuitas a lo largo del día con el tiempo puede modificar el modo en que funciona una persona, física, mental y emocionalmente.

El objetivo de realizar exploraciones respiratorias no es aprender a hacer respiraciones grandiosas y espectaculares. Esta es una concepción popular errónea, que se traduce en resoplidos y jadeos ineficaces. El flautista que interpreta la mejor música no es el que hace las respiraciones más importantes, sino el que tiene un control sereno de su respiración. De modo similar, los ejercicios siguientes se centran en mejorar la calidad de la respiración. Estos ejercicios ayudarán a fortalecer los músculos que apoyan a la respiración, aumentando gradualmente su flexibilidad y elasticidad. Como cualquier otro músculo del cuerpo, el diafragma y los demás músculos respiratorios primarios pueden llegar a estar débiles y tensos. Con el trabajo respiratorio se reentrena a los músculos para que se vuelvan fuertes y flexibles y se muevan con fluidez. Cuando se corrige el modo en que se respira, el contenido de dióxido de carbono se modifica, cambian las respuestas neurológicas y los niveles endocrinos sufren una alteración radical. Los centros respiratorios que se hallan en el tronco cerebral inferior responden a esos cambios reacomodándose. El centro del control respiratorio se localiza en la médula oblonga del tronco cerebral inferior. Es sumamente sensible a los cambios en los niveles de dióxido de carbono (CO_2) en la sangre y por lo tanto recibe el nombre de zona quimiosensible. Este centro de control es una parte del sistema nervioso y regula el ritmo básico de la respiración. También tenemos quimiorreceptores, los troncos carótidos (en el cuello) y los troncos aórticos (en la parte superior del pecho), que son igualmente sensibles a los niveles de CO_2, y O_2, en la sangre. Si se produce un aumento o una disminución, aunque sea leve, tanto la zona quimiosensible en la médula como los quimiorreceptores en los senos carótidos y aórticos responden rápidamente. Sus señales aumentan o disminuyen la velocidad de la respiración y de esa manera se pide a los músculos respiratorios que vayan más rápido o más despacio. Normalmente, esto sucede al margen de nuestro control, pero puesto que la respiración puede modificarse de manera consciente a través de la actividad del cerebro pensante (el córtex cerebral) o del cerebro límbico (la sede de las emociones) podemos readaptar el metrónomo de la respiración a voluntad. Si hemos tenido la costumbre de respirar demasiado rápido, el centro respiratorio se readapta para acomodarse a esta pauta acelerada, y no siempre para nuestro propio bien. Asimismo, cada vez hay más pruebas que demuestran que quienes meditan con regularidad (una práctica que casi siempre va acompañada de una velocidad de respiración reducida) tienen una sensibilidad menor al dióxido de carbono. Por consiguiente, cuando realiza ejercicios respiratorios en realidad está cambiando los sistemas químico y neurológico que calibran todo el mecanismo de la respiración.

Es mejor hacer estos ejercicios respiratorios después de haber abierto el cuerpo con algunos estiramientos o movimientos de aflojamiento, que puede elegir en el capitulo anterior. A mí me gusta practicar mis exploraciones respiratorias después de hacer una meditación serena en posición sedente, o luego de una relajación profunda en una posición reclinada. Puesto que tiendo a hiperventilar y a respirar con el pecho, centro mi atención en serenarme y respirar más abajo.

Respiración de fortalecimiento del diafragma

Todas las pautas de contención de la respiración implican una contracción parcial del diafragma. Los ejercicios siguientes aflojan y fortalecen este músculo crucial. Si todavía no se ha familiarizado con la localización y el funcionamiento del diafragma, tómese tiempo ahora para repasar la anatomía de su diafragma.

Recuéstese en la posición de Respiración Fácil o siéntese en una silla o sobre un cojín. Baje los brazos y ponga las manos en torno a la base de la caja torácica, de manera que los pulgares apunten hacia atrás y los demás dedos queden enfrentados (si tiene una caja torácica pequeña sus dedos incluso pueden tocarse). Presione con los pulgares firmemente en la caja torácica para generar una leve resistencia al movimiento libre de las costillas, pero no presione con los dedos en la depresión blanda debajo de la punta del esternón.

Ahora comience a dirigir y expandir la respiración hacia las costillas, ensanchando las costillas hacia los lados contra la presión de las manos. Al comienzo mantenga los ojos abiertos a fin de poder ver, además de sentir el movimiento del diafragma cuando se ensancha. Con cada aspiración los dedos de las manos se alejan y con cada espiración se acercan, mientras la caja torácica se mueve como un acordeón.

Continúe respirando de esta manera, ofreciendo una resistencia firme a la expansión de la caja torácica de modo que el diafragma y los músculos intercostales deban trabajar para abrirse. Mientras respira compruebe que no está tensando los músculos de la parte superior del pecho, la espalda, el cuello o el rostro.

Descanse después de 10 ciclos respiratorios aproximadamente, y deje que los brazos caigan a los lados mientras permite que su respiración vuelva a ser normal. Haga otras dos series de 10 ciclos, descansando entre cada una de ellas el tiempo equivalente a 10 ciclos.

Mientras realiza el ejercicio, concéntrese en generar un movimiento suave y regular en lugar de mover mecánicamente las costillas hacia arriba y abajo. Sienta que las costillas se expanden no sólo en torno a los lados, sino también en toda la parte posterior del cuerpo. Cuando haya terminado con estas tres series de diez, tómese un momento para examinar su respiración. ¿Cómo la siente ahora? (Si lo desea, puede hacer que una persona amiga coloque las manos alrededor de su caja torácica a fin de que usted pueda centrarse en trabajar el diafragma mientras relaja completamente los brazos y el hombro.)

Prolongación de la espiración

La aspiración se produce como un resultado natural de la espiración plena. En muchas pautas de contención de la respiración y de manera más espectacular en los trastornos pulmonares como el enfisema y el asma, la capacidad para espirar queda muy disminuida. La persona puede interrumpir la espiración antes de tiempo y entonces iniciar la aspiración con el uso de los músculos respiratorios accesorios, en lugar de utilizar el diafragma. Con el tiempo la costumbre de interrumpir la espiración prematuramente puede conducir a problemas pulmonares y cardíacos más graves.

Cuando se respira a través de una pajita se tarda más tiempo en espirar. Lo magnífico de este ejercicio es que usted no piensa en manipular su respiración en absoluto, lo cual puede provocar tensión mental y frustración; simplemente, respira a través de una pajita larga.

Recuéstese en la posición de la Respiración Fácil o siéntese sobre un cojín o en una silla. Antes de comenzar la respiración con la pajita haga una verificación de su respiración y cuente cuántos ciclos respiratorios hace por minuto. Una vez que ha determinado esta línea básica, póngase en la boca una pajita y sosténgala con las manos. No trate de sostenerla sin la ayuda de las manos, pues contraerá innecesariamente los músculos del rostro y de la mandíbula.

Aspire por la nariz y luego espire por la boca a través de la pajita, trabajando suavemente para no empujar el aire hacia afuera. Cuando haga la siguiente aspiración, tóquese ligeramente el techo del paladar con la lengua para impedirse aspirar por la boca. Continúe durante 3 minutos. Al final de cada espiración concentre su atención en permitir que la aspiración surja espontáneamente.

Cuando el diafragma inicie la aspiración parecerá como un suave «rebote a través del centro de su cuerpo. Si puede permitir que esto suceda, la respiración será natural. Por lo general, no confiamos en que esto suceda e irrumpimos prematuramente iniciando la aspiración con la parte superior del pecho y los hombros. Hacia el final de la sesión de 3 minutos, vuelva a contar el número de ciclos respiratorios por minuto. ¿Ha cambiado? Con el tiempo puede aumentar las sesiones de respiración con una pajita hasta 10-15 minutos.

Espiración resonante

Espirar a través de los labios fruncidos o emitiendo sonidos genera una resistencia al aire saliente, lo cual mantiene la presión en el interior de las vías respiratorias.

Esto impide el hundimiento prematuro de las vías respiratorias a fin de que la espiración se vuelva más fácil. Puesto que el aire es espirado más lentamente de lo que sería si usted espirase a través de la boca abierta (pruébelo para poder sentir la diferencia) el cuerpo es obligado mediante engaño a hacer la espiración más prolongada. Estas espiraciones profundas producen un aumento espontáneo en la profundidad de la subsiguiente aspiración.

Siéntese o acuéstese en la posición de Descanso Natural. Haga una aspiración plena y sin esfuerzo por la nariz. Cuando espire, diga las sílabas wu, ee y ah en espiraciones separadas. Al principio, diga cada sílaba durante 5-6 segundos. Entre cada sílaba haga una aspiración y una espiración normal.

Aumente gradualmente la duración de la espiración cantada hasta que esté haciéndolo durante 15-20 segundos. Es importante que no se esfuerce o recurrirá a sus viejas estrategias de aferrarse a la aspiración prematuramente. Después de espirar de esta manera dos veces, vuelva a la respiración normal y compruebe si la espiración es más plena y prolongada. Observe si respira más plenamente con el diafragma. Si tiene un problema de salud preexistente como el asma, tómese tiempo para aumentar la duración de su espiración. Recuerde, nunca se esfuerce como para sentir que le falta el aire. Un indicador de su éxito será la sensación de respirar de manera regular, abierta y natural.

La respiración en tres partes

La combinación de la espiración a intervalos y las pausas intermedias produce una espiración más prolongada de la que podría hacer normalmente.

Esta espiración prolongada estimula a su vez una profundización de la aspiración. Éste es un ejercicio especialmente útil si tiene dificultades para contraer el sueño. También es una técnica efectiva para disminuir la ansiedad que parece no tener ningún origen determinado, y para aquellos momentos en que se desarrolla tensión en el cuerpo, como suele suceder antes de las menstruaciones o durante la menopausia.

Estimulación de la respiración o Kapalabhati (respiración purificadora)

Conocida por algunos como la respiración de fuego kapal quiere decir cráneo y bhati , purificar, iluminar o abrillantar. Me gusta considerar a esta práctica yóguica como una técnica que hace brillar al cerebro. Kapalabhati es una pauta respiratoria de espiración rápida asistida por fuertes contracciones abdominales.

Puesto que Kapalabhati oxigena rápidamente la sangre, uno se siente despierto y reanimado después de sólo unos minutos de práctica. Puede utilizarse como un ejercicio regular de despertar o como una práctica de recuperación cuando se sienta deprimido a aletargado. También contribuye a tonificar los músculos abdominales. Además, los niveles de dióxido de carbono disminuyen, pues el aire viciado es expelido desde la parte inferior de los pulmones y el cuerpo es simultáneamente saturado de oxígeno.

En capítulos anteriores he advertido contra la hiperventilación, que provoca un descenso del dióxido de carbono en la sangre. Kapalabhati es diferente por dos razones. La más importante es que usted respira conscientemente de esta manera para producir un efecto determinado, y a diferencia de la hiperventilación espira completa y plenamente. En la hiperventilación uno tiende a agarrarse de la aspiración después de una espiración incompleta. En Kapalabhati la aspiración se produce espontáneamente. Sin embargo, no debería realizar esta práctica con energía o en exceso hasta sentirse agitado y tenso. En cambio, debería dejarle sintiéndose despierto y entusiasta.

Respiración equilibrada

Este ejercicio ayuda a equilibrar el cuerpo y la mente, así como a serenar y calmar los nervios, dejándole en un estado mentalmente despierto pero relajado. Es un modo estupendo para combatir el nerviosismo antes de un acontecimiento potencialmente estresante. Yo lo he utilizado antes de subir a un escenario, de exámenes y de presentaciones públicas, y también durante los momentos en que mi pensamiento era confuso o desenfocado.

En términos literales, hay cientos de pautas que pueden practicarse en la respiración con una y otra fosa nasal alternadamente, pero nos concentraremos en una práctica básica que no obstante produce un efecto profundo.

Si tiende a estar congestionado, quizá desee hacerse un lavado nasal antes de este ejercicio. Aun cuando no esté congestionado, un lavado nasal abrirá los conductos nasales y refrescará la mente. Si no tiene acceso a un lavabo, sople por la nariz antes de comenzar.

Incline ligeramente la cabeza hacia abajo, como si estuviese poniéndose una capucha en la cabeza. Mientras hace el gesto de inclinar la cabeza, deje que su conciencia se vuelva sobre sí misma, cultivando un estado autorreflexivo. Levante la mano, abra el pulgar y el anular y coloque la punta del pulgar sobre el lado de una fosa nasal y la punta del anular sobre la otra fosa. El ciclo es el siguiente:

1. Cierre la fosa nasal izquierda y espire completamente a través de la fosa nasal derecha.
2. Aspire a través de la fosa nasal derecha.
3. Cierre la fosa nasal derecha y espire a través de la fosa nasal izquierda.
4. Aspire a través de la fosa nasal izquierda.
5. Cierre la fosa nasal izquierda y espire a través de la fosa nasal derecha.

Esto completa un ciclo. Continúe hasta completar 20 ciclos, terminando con una espiración a través de la fosa nasal derecha.

Cuando prosiga con los ciclos tenga cuidado de que la mano no desvíe la cabeza del centro. Asimismo, compruebe que no deja caer el pecho fláccidamente hacia adelante. Mantenga el esternón erguido. Abra los ojos brevemente cada 4-5 ciclos y compruebe su posición corporal antes de volver a cerrarlos y continuar. Además, deje que los dedos sean sensibles de modo que cuando cierre una fosa nasal no presionen con tanta fuerza como para desviar el tabique del centro. Cuando complete la práctica tómese siempre unos instantes para observar sus efectos.

¿Cómo describiría su estado de ánimo? Respiración con una y otra fosa nasal alternadamente con recuento

Una vez que ha llegado a ser experto en la forma básica de la respiración con una y otra fosa nasal puede comenzar a calcular el tiempo de cada segmento de la respiración mediante un recuento mental. De esta manera, la aspiración y la espiración durarán exactamente lo mismo.

Comience con un número que le resulte absolutamente cómodo, como cuatro, y gradualmente aumente a seis, ocho, diez e incluso doce para cada fase de la respiración. No aumente la duración del recuento si experimenta la más mínima sensación de esfuerzo o molestia. La duración del ciclo de respiración debería surgir como consecuencia de abrirse y relajarse, y no debido a un esfuerzo racional o al uso agresivo de la fuerza de voluntad. El recuento puede ser un modo excelente de mantener la mente centrada, especialmente si tiene tendencia a dispersarse.

7. Prestar atención a la respiración

Prestar atención a la respiración es tomar una decisión. Puede ser la decisión más radical que haya tomado en su vida. En el instante en que elige cuidar a su respiración decide que este momento presente, este mismo momento, merece toda su atención. En el instante en que hace esto ha comenzado a liberarse del dominio del pasado y de la influencia del futuro. Está viviendo su vida como un hoy en lugar de como un ayer o un mañana.

¿Qué quiere decir prestar atención y cultivar la atención? Simplemente, significa que observamos los pensamientos, sentimientos y sensaciones que surgen dentro de nosotros de respiración a respiración. Llegamos a ser conscientes de nuestra respiración, nuestro cuerpo y nuestra mente, y a través de esta conciencia llegamos a la paz con nosotros mismos. Prestar atención quiere decir hacer una cosa a la vez, concentrarnos en lo que estamos haciendo, ya sea lavar los platos o conducir el coche, para ser conscientes de ese momento. Después de todo, este momento pasará pronto y si estamos en otra parte quizá no lo hayamos vivido. Toda la vida puede transcurrir de este modo; cada momento es robado por otro que todavía no ha sucedido.

Esta conciencia que necesariamente estamos intentando cultivar no tiene opciones. Ello quiere decir que dejamos de desviarnos, corregir y manipular nuestras percepciones para adaptar nuestras ideas conceptuales acerca de cómo se debe ser, no sólo aplicadas a nosotros, sino también a los demás. También significa aceptar nuestra vida tal como es en lugar de imaginarnos cómo debería ser.

Por supuesto, no es así como prefieren actuar los seres humanos. Estamos seguros de que la vida debería ser de una manera determinada y cuando no resulta como habíamos planeado cuidadosamente sentimos una ira justa o una decepción justificable. La falta de alternativa es un principio sumamente importante de entender, porque la atención no se refiere a alcanzar un estado de ánimo idealizado. El objetivo último de la práctica de la atención no es conseguir una compostura apacible de cuento de hadas en la que dejan de existir los pensamientos negativos. Si pudiese observar durante no más de cinco minutos el desfile, de pensamientos desordenados y negativos que bailan en la pantalla de su mente (juicios, ira y celos son los más probables), se daría cuenta enseguida de que tal objetivo es bastante irreal. La falta de alternativa tampoco debería confundirse con la aquiescencia ciega o pasiva a situaciones o comportamientos inaceptables o nocivos. Significa que vemos las cosas como son en lugar de aceptar o desechar nuestras percepciones, aferrándonos a las cosas que nos gustan o rechazando las que nos desagradan. Al ver las cosas con más claridad podemos liberarnos del círculo vicioso creado por las acciones opuestas de atracción y rechazo.

La otra razón por la que pongo énfasis en la importancia de entrar en la práctica de la atención con la conciencia de no tener alternativa es que en el mismo momento en que se esfuerza por un yo ideal que llama «bueno» simultáneamente ha rechazado otra parte de usted que llama «malo». Esta parte rechazada de usted no desaparece; si queda desatendida puede existir de manera autónoma guiando inconscientemente su comportamiento, y así puede volver a cometer los mismos errores una y otra vez. Por consiguiente, es mejor poner la sombra delante de usted donde pueda ocuparse de ella mientras se dedica a practicar la atención que intentar dejarla atrás yendo más aprisa. No es necesario que intente interrumpir sus pensamientos; sólo tiene que cambiar su relación con sus pensamientos, sentimientos y sensaciones. En el mismo acto de mirar claramente y de manera resuelta sus pensamientos, por desagradables que puedan parecerle, puede comenzar a entender su origen. Si renuncia a aceptar o rechazar permite que la vida haga lo que siempre ha hecho cambiar.

Cómo cultivar la atención

La meditación suele estar asociada con una lucha por alcanzar una atmósfera enrarecida de santidad y distanciamiento en la cual se renuncia a todas las cosas con que se disfruta. Irónicamente, la persona que no está atenta al momento presente en cada respiración está renunciando al placer y al deleite auténticos.

Cuando vivimos fuera del presente nos perdemos infinitas oportunidades de apreciar y disfrutar las cosas simples que tenemos. Un vaso de agua fresca en un día caluroso o la comida preparada con cariño pasan inadvertidos cuando pensamos demasiado en la posibilidad de momentos más excitantes.

Los alumnos con inquietudes suelen preguntarme si la meditación es simplemente una forma de escaparse del mundo, una huida de la vida. Lejos de escapar de la realidad la práctica de la atención es una de las prácticas de enfrentamiento más radical que pueda elegirse. Más que huir de nuestros miedos, aversiones, deseos y costumbres y refugiarnos en algún delicioso lugar de vacaciones para la mente, toda práctica de la atención auténtica nos obliga a ver a nuestras pautas de pensamiento negativas, así como a apreciar todas las cosas maravillosas sobre nosotros mismos y los demás que habitualmente podemos pasar por alto.

Estar atento no quiere decir dejar de hacer planes o de fijarse objetivos para el futuro. La conciencia de este momento no excluye aprender de los errores del pasado, o tomar medidas para la seguridad de nosotros mismos y de nuestras familias años más tarde. Pero cuando prestamos atención a la información que recibimos en el presente tenemos mejor oportunidad de saber dónde poner los pies a continuación. Cuando escuchamos los indicios y las claves que nos llegan diariamente, nuestras opciones comienzan a reflejar el flujo natural de la vida, de modo que a pesar de nuestras responsabilidades y nuestros programas, siempre existe la posibilidad de hacer cambios.

En lugar de trabajar desde supuestos rígidos basados en nuestra experiencia o en nuestra fantasía, comenzamos a determinar nuestro rumbo desde la «realidad» del presente.

En la confusión y conmoción cotidiana de nuestras vidas en realidad es difícil encontrar esa presencia de ánimo. De la misma manera que no elegiría un caballo de carrera para una primera lección de equitación, el turbulento caos de la actividad cotidiana puede no ser el mejor punto inicial para aprender la habilidad de la atención. En última instancia ese es el terreno donde debe aplicarla, pero en el comienzo es mejor aprender en las condiciones de invernadero de una práctica formal. Crear las condiciones ideales durante sólo 10 o 15 minutos es un esfuerzo que se verá ampliamente recompensado en la calidad del resto del día. Ideal quiere decir disponer de un lugar tranquilo donde no le molesten, de modo que pueda escucharse sin ningún estímulo o exigencia añadida. Las siguientes son algunas sugerencias para crear este espacio:

Busque o cree un lugar, aunque sea un rincón de su dormitorio, que sea limpio y ordenado y donde pueda sentarse o acostarse. Conviértalo en un lugar especial encendiendo una vela, quemando una vara de incienso o colocando algunas flores frescas en un jarrón. Con el tiempo, este lugar adquirirá un cierto poder, de manera que cuando usted entre a él le resultará más fácil concentrarse.

Programe una cita con usted mismo cada día, preferiblemente a la misma hora. No es necesario que dure más de 10 o 15 minutos, pero debe tomársela en serio. Es inevitable que los demás traten de interrumpir esa cita. No lo permita.

La tranquilidad de las primeras horas de la mañana es muy propicia para la práctica de la atención. Deje que el despertador suene 30 minutos antes que de costumbre. La energía que le aportará la práctica de la atención le compensará con creces por la falta de sueño.

Cuando realice su práctica haga saber a los demás que en ese momento no está disponible. Cierre la puerta, y apague la radio, el televisor y cualquier música. Desconecte el timbre del teléfono y deje que el contestador atienda las llamadas por un rato. Si no tiene ningún lugar tranquilo en su casa, considere la posibilidad de realizar su práctica en un parque cercano o en una biblioteca.

Exploración

Siéntese en cualquier posición que le resulte cómoda. Acostarse no suele ser una buena idea, pues el nivel de atención disminuye en gran medida cuando se está en posición supina. Cierre los ojos y deje que el peso de sus nalgas se asiente sobre el cojín o la silla. Observe si se inclina hacia adelante anticipándose al momento siguiente, o si se inclina hacia atrás apoyándose en el pasado. Centre el peso de sus isquiones de manera de organizarse para estar presente en el momento. Deje que el contenido de su vientre se relaje y comience a llevar la atención hacia su respiración. Es así de simple. Observe su respiración yendo y viniendo. Observe cuándo la respiración entra en usted y cuándo sale. Asimismo, preste atención a las pausas entre la aspiración y la espiración. De manera inevitable, mientras percibe y siente su respiración, surgirán pensamientos, sentimientos y sensaciones. Esta actividad mental no es un signo de fracaso. Observe los sentimientos y sensaciones que surgen en su cuerpo y en su corazón. Detecte la tristeza, la excitación o el aburrimiento. Sea consciente de las sensaciones que surgen en su cuerpo. Quizá sienta que determinadas zonas se vuelven tensas o pesadas, quizá observe que su estómago borbotea o que su corazón palpita. Simplemente observe todo esto sin analizar, juzgar, corregir o resolver. Mientras permanece sentado, aparece y desaparece un desfile interminable de pensamientos, sentimientos y sensaciones. Aparecen y desaparecen sin que usted intervenga. Imagine que usted es como el cielo y que todos esos pensamientos, sensaciones y sentimientos son como nubes arrastradas por el viento. Algunas se quedan un rato, otras son arrastradas rápidamente, pero cambian de forma constantemente. En medio de toda esta fluctuación, su respiración va y viene. Una y otra vez vuelva a centrar su conciencia en la respiración, recordando que usted es el cielo y no las nubes de sensación pasajera. No se inquiete ni se reprenda si queda cautivado por un pensamiento, sentimiento o sensación, y de repente descubre que ha pasado 5 minutos en un vagabundeo joyceano. Lo importante es que observe lo que está haciendo. Entre una persona que se observa yendo a la deriva y otra que no tiene conciencia de su confusión hay una distancia de cientos de kilómetros.

¿Puede dejar que su respiración sea lo que es? Sin hacerla más importante, mejor o diferente, ¿puede simplemente dejar que la respiración le respire? ¿En qué medida puede dejar de esforzarse y permitir que la respiración entre y salga de usted por su cuenta? No se quede atrapado en una lucha con su mente. Todos los pensamientos, sentimientos y sensaciones cambian. Simplemente permítase ser un cielo para esos pensamientos a la deriva, volviendo una y otra vez al ritmo uniforme de su respiración.

Cada día mientras realiza su práctica de la atención, observe qué es lo que ha llevado con usted a ella. ¿Excitación, nerviosismo, ira, resentimiento, tristeza, aburrimiento, expectación, cansancio? Simplemente, el hecho de observar cómo es usted aporta una cierta claridad al día. No es necesario que desvíe o corrija esos aspectos constantemente cambiantes de usted. Sencillamente, muéstrese comprensivo con usted aceptando ser quien es y cómo es. Cuando termine su práctica quizá desee unir las manos en un gesto de plegaria e inclinarse hacia adelante, dando las gracias por ese día de vida y respiración.

La respiración es un recurso perfecto para practicar la atención porque es un punto de referencia siempre presente al que podemos volver una y otra vez.

Cuando respiramos estamos diciendo: Acepto lo que la vida me trae ahora. Cuando respiramos dentro del dolor, estamos diciendo que aceptamos nuestro dolor.

Cuando respiramos en la experiencia de la intimidad, nos permitimos impregnarnos de amor y aliento. Cuando contenemos la respiración o la distorsionamos inconscientemente, intentamos poner obstáculos a las pruebas de la existencia. Y al hacerlo nos perdemos los tesoros de la vida. Cultivar la atención no es fácil porque en la cultura occidental se brinda poco apoyo a este tipo de conciencia. Quizá lleguemos a tener la sensación de que existen fuerzas que escapan a nuestro control y conspiran contra nosotros en todo momento para erosionar nuestro equilibrio interno. Decimos que nos sentimos estresados, agotados y agobiados. Antes de continuar con otras prácticas centradas en prestar atención a la respiración será útil considerar algunos de los obstáculos a los que podemos enfrentarnos.

Mitos que nos quitan el aliento

Las causas más profundas de las pautas de contención de la respiración necesariamente deben llevarnos más allá de las discusiones acerca del estrés y de nuestra reacción a él, y enfrentarnos con nuestra propia confusión sobre nuestros valores, nuestro estilo de vida acelerado, y las fuerzas culturales y sociales que pueden estar teniéndonos como rehenes. Para algunos esto implicará una excavación arqueológica, pues examinamos nuestra historia personal y los modos en que recapitulamos los traumas del pasado y el modo en que esto determina el futuro.

¿Cuál es nuestra relación con esas fuerzas? Lo que podemos saber es que en la medida en que somos cautivos de fantasmas no revisados no podemos desperdiciar nuestra energía vital en búsquedas y objetivos que nos aportan poca satisfacción real. Al final de nuestras vidas podemos tener la frustración de habernos esforzado en exceso y durante muchísimo tiempo por cosas que nunca fueron prioritarias para nosotros.

Algunos mitos están tan profundamente enterrados en la psique que resulta difícil reconocer su poder sobre nosotros. Tradicionalmente los mitos se proponían actuar como indicios para ayudarnos a reconocer qué es lo importante en nuestras vidas. Sin embargo, la mayoría de los mitos modernos nos han alejado de la búsqueda de la relación con nosotros mismos y con los demás en lugar de conducirnos a ella. El más significativo de todos estos mitos actuales es el del éxito personal. Cuando estamos en las garras de este mito nos impulsa la certeza de que debe haber un momento mejor a aquel en el que nos encontramos a nosotros mismos. Tenemos buenas razones para contener la respiración: hemos descubierto que vivimos en el momento equivocado. En este mito se nos enseña que debemos competir agresivamente, que el fin justifica los medios, que hay que llegar a ser alguien con el objeto de «estar allí». Nunca queda claro qué es «allí» o qué es lo que conseguiremos cuando lleguemos a ese lugar especial, pero lo más seguro es que se trata de un lugar repleto de cosas hermosas. Alcanzar este nirvana es toda la justificación que necesitamos para precipitarnos a vivir enloquecidamente, hiperventilando a nuestro paso desde que comienza el día hasta que termina. No nos atrevemos a hacer una pausa para tomarnos un respiro y reflexionar por miedo a quedar rezagados y perdernos la gran recompensa. Curiosamente, esta recompensa parece estar siempre en el engañoso futuro fuera de nuestro alcance. Allí, cuando aparece, es un espejismo.

Ofrecer la generosidad del tiempo

Cada día ofrezca el don del tiempo a otra persona. Imagine que comunica la buena noticia de que hay mucho tiempo para todos. Me gusta ser consciente de mi respiración siempre que regalo un poco de mi tiempo. Le sugiero adoptar algunas de mis formas favoritas de hacerlo:

- En la cola ante la caja del supermercado deje que otra persona con menos cosas pase delante de usted. Dígale: «Pase delante de mí, por favor. Tengo mucho tiempo». Igualmente, si observa que la cajera se apresura a coger los productos de su compra, diga: «No se apure, no tengo prisa. Tómese su tiempo…». Y a propósito, vea si puede esperar hasta que el cliente que está delante de usted haya guardado su billetero antes de avanzar hacia el mostrador de la cajera.
- Deténgase cuando vea a un peatón a punto de cruzar la carretera. Espere hasta que haya cruzado en lugar de obligarle a darse prisa. Asimismo, cuando usted esté cruzando la calle, camine a su propio ritmo en lugar de permitir que los conductores le intimiden para que se aparte de su

camino. ¡Recuerde que son ellos los que están apurados, no usted! ¡Eso sí, asegúrese de no desafiar a sus cacharros de acero con su cuerpo!

¿Hay alguna tarea que considera de baja categoría y suele hacer deprisa o acelerando su proceso de realización? Esto es algo que hacemos de innumerables maneras, desde comprar espinacas congeladas en lugar de frescas, que requieren ser lavadas cuidadosamente, o ir en coche hasta el mercado de la esquina en lugar de tomarnos tiempo para caminar. Al menos una vez al día elija una tarea en la que habitualmente se da prisa y realícela sin aceleración.

A lo largo de esta semana observe cuántas veces contiene la respiración «con el objeto de (llene el espacio en blanco)...» Frases como «cuando termine este informe me relajaré y «en cuanto haya terminado la colada, me relajaré» son indicios del modo en que usted puede estar, constantemente manteniendo al momento presente prisionero de un hipotético futuro. Todos estos momentos omitidos a veces suman en total una vida.

La meditación simple

Siempre que sienta que cae bajo el hechizo de la actividad, pruebe esta meditación simple. Puede hacerla en cualquier lugar y practicarla durante 30 minutos o sólo en el tiempo que dura un ciclo respiratorio. Es particularmente efectiva cuando se realiza mientras se camina lentamente.

Mientras se tranquiliza mentalmente, tome sólo lo que sucede en ese momento; no todas las cosas que ha dejado de hacer, o todos los problemas que todavía no han sido resueltos, sino sólo su respiración o su pie plantado en el suelo. No importa lo difícil o insuperable que parezca una situación en su totalidad; hay pocas cosas que no puedan lograrse cuando se manejan una a una.

La historia de su respiración

Aprendemos a respirar en medio de familiares y amigos. Lo que nos ha sucedido en el pasado puede dejar su huella en el modo en que respiramos en la actualidad.

Los traumas, miedos e inseguridades crónicos de nuestro pasado pueden llegar a estar codificados celularmente de modo que, a pesar de nuestra edad cronológica, podemos seguir siendo niños el resto de nuestras vidas, viviendo y respirando como si cada día fuese una serie de ayeres.

Mientras pocas personas pueden arriesgarse a decir que han tenido una infancia perfecta, son muchas aquellas cuyos años de formación les han dejado cicatrices tan profundas que esas heridas continúan arrojando una sombra oscura sobre todo lo que hacen. El hecho de saber cómo nos han herido puede ayudarnos a entendernos mejor a nosotros y a nuestras reacciones. Este conocimiento también puede ayudarnos a no volver a tropezar con la misma piedra una y otra vez. Cuando nos abrimos a nuestra respiración nos abrimos al conocimiento de nuestras heridas personales, pero al hacerlo también nos abrimos a la información que puede ayudarnos a ir más allá.

Llegamos a ser una persona determinada cuando respiramos de un modo determinado. Quizá quiera examinar su propia historia personal y los modos en que ha configurado la manera en que es hoy. Durante la práctica de la atención observe todos los sentimientos que surjan. En especial, sea consciente de las emociones que parecen particularmente fuertes y repetitivas. En lugar de desviar esos sentimientos o expresarlos en acciones, simplemente acéptelos con cada respiración. Observe cómo cambia su respiración cuando cambian sus sentimientos. No hay ninguna necesidad de aferrarse a un sentimiento o de analizarlo, pero si éste persiste, deje que su presencia tenga compañía. Mientras permanece abierto con su respiración y siendo como es, el sentimiento madurará y llegará a estar más concentrado de modo que usted experimentará la «esencia» de la emoción. En otros momentos puede descubrir que hay algo más que genera el sentimiento. De esta manera puede llegar a conocer algunas de las fuerzas que impulsan su comportamiento.

Todos los mitos asombrosos tienen algo en común. Son tan poderosos y tan generalizados en todas las áreas de la sociedad que raramente los cuestionamos.

En general, sólo nos vemos obligados a analizar el modo en que estas fuerzas inconscientes impulsan nuestras vidas cuando nos enfrentamos a una crisis vital seria.

Aunque el dolor sigue siendo un motivador fundamental para el cambio en los seres humanos, no es necesario que esperemos una crisis para decidir que queremos vivir de una manera diferente. Toda actividad que favorezca la conciencia autorreflexiva tiene la capacidad potencial de cambiar nuestras vidas. Tomarse tiempo para respirar, asimilar y valorar qué es importante para usted es una de las acciones más política y socialmente eficaces que puede emprender en su vida. ¿Qué podría suceder si desarrollase una percepción clara de sus sentimientos, emociones e intuiciones? ¿Si tuviese una comprensión más perspicaz de las cosas que son importantes para usted? ¿O si pudiese eliminar las impurezas que nublan sus relaciones con amigos, familiares, miembros de la comunidad y el entorno en que vive? La respiración puede ser esa guía para alcanzar esa claridad de corazón y de espíritu.

Cuando comience a ver qué es verdaderamente significativo para usted dejará de ser prisionero de los dictados de quienes le rodean y podrá hacer elecciones que apoyen su compromiso creciente con su bienestar y con el bienestar del mundo en que vive. Su respiración puede ser una guía magnífica hacia un modo de ser que resulte transformador, no sólo de usted sino de todos aquellos con quienes se relaciona.

Las dos meditaciones de respiración siguientes pueden hacerse como una práctica de la atención formal, pero también es posible utilizarlas como pequeños recordatorios a lo largo del día que no duren más de un ciclo respiratorio. Yo suelo hacer una pausa en mi día de trabajo para realizar una larga aspiración y espiración cuando descubro que mi mente se desboca y mi respiración se acelera.

Cuando esto se hace con conocimiento consciente, hasta esos breves instantes pueden recordarnos que este momento es el único que tenemos para vivir plenamente.

La respiración del nacimiento y de la muerte

Esta meditación siempre me ha parecido profundamente relajante y renovadora, pero a muchas personas la idea de imaginar su propia muerte suele resultarles aterradora y angustiante. Si este es su caso, por supuesto es libre de probar otro ejercicio, pero también puede ser interesante analizar con más profundidad el miedo a su propia muerte inevitable. Podría tratar de imaginarla como un alivio y una relajación dichosos, algo tan reconfortante como quedarse dormido después de un día agotador.

Siéntese o acuéstese en una posición cómoda. Tómese unos instantes para sentir la novedad de este momento. Son muchas las cosas que damos por sentadas en la vida. ¡Qué milagro es estar vivo y respirar! Ahora imagine que acaba de nacer y que ésta es su primera respiración. Imagine cómo pudo haber sido respirar por primera vez. Experimente la sensación del aire entrando por sus fosas nasales, fresco y renovador. Mientras hace esto, dígase mentalmente: «Esta es mi primera respiración». Disfrute la sensación del aire llenando y bañando el pecho.

Imagine cómo todas y cada una de las células de su cuerpo se empapan de la energía vital de la respiración. Deje que la frase resuene dentro de usted durante unos minutos. Ahora, cuando espire imagine que ésta es su última respiración. ¿Cómo será respirar por última vez? Trate de no asociar esto con un accidente horrible e imagínelo como un momento apacible. Mientras lo hace, dígase mentalmente: «Este es mi último respiro». Sienta que la respiración abandona su cuerpo hasta que en sus pulmones no queda ni el último vestigio de la espiración. Saboree cada momento de esa respiración. Ahora continúe alternando la frase mental: «Esta es mi primera respiración. Este es mi último aliento», imaginando verdaderamente cómo seria cada uno de ellos. En realidad, cada respiración es nuestra primera respiración, cada respiración es nueva y diferente e indica un momento distinto en el tiempo. Y nadie sabe si hoy no será el último día en que respire. ¿Puede respirar como si hoy fuese su último día en la tierra? Deje que el significado pleno de esta vida preciosa le colme. Asimismo, sienta el alivio de dejar que la respiración se marche y descanse en un estado de reposo. Continúe con la salmodia interna tanto tiempo como desee, tomándose unos minutos al final para relajarse. Cuando continúe con sus actividades cotidianas, deténgase cada tantas horas y haga una respiración de nacimiento y una de muerte. Mientras hace esto, absorba completamente todo lo que le sucede. ¿Cómo sería su jornada si supiese que éste es su último día en la tierra? ¿Cómo pasaría el día? Tenga presente que no querrá arrepentirse de nada ni dejar ningún asunto pendiente al final de ese día. ¿Sería posible vivir cada día con esa misma conciencia?

Acceso a la quietud dentro de la respiración

Esta meditación puede hacerse sentado o acostado. En primer lugar, observe cómo su respiración va y viene, asciende y desciende. Igual que la vida, cambia constantemente. ¿Dónde está la quietud, la esencia eterna e inmutable que reside en el origen de todas las cosas? Cuando observe su respiración en la práctica de la atención, advierta cómo la mente es aprisionada por pensamientos, sentimientos y sensaciones. Observe cómo la mente puede seguir las fluctuaciones incesantes de la respiración. Sin embargo, entre cada respiración hay una breve pausa.

Es más perceptible al final de la espiración. Permita que su atención sea atrapada por esa pausa especial entre el ascenso y el descenso de la respiración. Sienta que se recuesta en esa pausa como si fuesen los brazos de alguien a quien confía su vida. Observe que en esa pausa no hay ningún pensamiento ni sensación, solo una quietud resplandeciente, llena de posibilidades. Cuando se adentre más en la pausa, observe también que llega a ser más espaciosa. Cuando sienta la expansión de esa pausa deje que todo su ser la llene. Este es el origen de la respiración.

Pensamientos, sentimientos y sensaciones, agradables y desagradables, surgen y vuelven a desvanecerse en esa quietud inmutable. Permítase llegar a ser esa quietud luminosa. Aun cuando sea testigo del próximo movimiento de la respiración y del próximo movimiento del pensamiento, hágalo desde la posición ventajosa de esa quietud apacible. Esta quietud siempre ha estado presente dentro de usted. Cuando surjan elementos de distracción, cuando ruidos y proyectos de trabajo impongan su urgencia sobre su conciencia, no es necesario que los desvíe o se proteja de ellos; la quietud y los pensamientos pueden existir al mismo tiempo.

Déjese alimentar por la paz de esa quietud y cuando esté preparado abra los ojos.

Tómese unos momentos para acomodarse antes de continuar con sus actividades cotidianas. Lleve esta quietud con usted a lo largo del día con cada respiración.

Fusión con la respiración

Cuando este libro llega a su fin soy consciente de que todo final es en realidad un comienzo y de que lo que queremos al final debe estar presente en el comienzo.

La creencia en algún reino mejor o más elevado que debemos alcanzar está implícita en la mayoría de nuestras tradiciones religiosas y espirituales. De esta manera, para muchos de nosotros la práctica autorreflexiva, ya sea en forma de una caminata diaria o de una meditación en posición sedente, puede llegar a ser otro esfuerzo por alcanzar ese objetivo idealizado. Así como nuestros mitos culturales actúan como un oasis engañoso en el llamado desierto de nuestro momento presente, podemos caer en la misma trampa con la práctica de la atención. El peligro está en pensar que a través de la mejora gradual un día nos convertiremos en un ser humano verdaderamente perfecto, y entonces, como tan a menudo nos prometimos, seremos felices. Podemos sentir que tenemos un largo camino por delante.

Pero no podemos avanzar progresivamente hacia conocernos como podríamos conocer a algún objeto, porque lo que somos y lo que deseamos ser no están separados, sino que son lo mismo. ¡Somos esta Conciencia viva, que respira, despierta! La misma naturaleza de la respiración surgiendo desde nuestro interior anuncia este mensaje una y otra vez. Y como advierte el maestro de yoga y psicoterapeuta Richard Miller: «Si no entendemos este hecho simple, podemos convertirnos en estudiantes fervientes de la respiración, dominando pautas y técnicas respiratorias largas y complejas, pero nos perderemos el entendimiento crítico hacia el que apunta la respiración. Esta actitud equivale a estudiar el dedo de la mano sin ver la luna a la que señala».

Esta última exploración nos lleva a volver a completar el círculo hacia la naturaleza esencial de la respiración. Una vez que haya leído cada capítulo habrá aprendido a percibir y presenciar la fuerza vital de la respiración cuando se desplaza a través de usted. Al prestar atención a su respiración puede haberla experimentado como algo separado de usted. En última instancia, no estamos separados de esta fuerza vital, y por ello esta exploración final implica un proceso de fusión con la respiración. Este proceso de inmersión, que es humano y divino a la vez, es como fundirse con un amante.

La primera vez que se encuentra con un ser amado usted le toca, le siente y recibe todo lo que le viene de él con todos sus sentidos. Intenta conocerlo como algo separado de usted. Puede haber estado buscando a esta persona por todas partes hasta encontrarla. Pero un día pone sus manos sobre la persona amada y las deja allí durante un largo rato. Al principio hacen las mismas cosas: sentir la textura de su piel, el perfume de su cuerpo, pero cuando se funden en este conocimiento completo del otro, observa que la percepción de su mano y de su cuerpo se ha desvanecido, pues han llegado a ser un cuerpo unificado. En ese momento se conoce a usted mismo y conoce al otro como uno. Este es el mismo proceso por el cual llegamos a experimentarnos como unidos a la fuerza ardiente e impulsora de la vida.

Entonces, deje que esta última exploración sea un comienzo. Cuando sienta que lo necesita, vuelva a las primeras exploraciones del libro con esta nueva conciencia.

Siéntese o acuéstese en una posición cómoda y llegue a ser consciente de su respiración.

Sienta su respiración con todos los sentidos; el sonido de la respiración cuando entra y sale del cuerpo, la sensación de frío y de calor cuando fluye hacia adentro y hacia afuera de sus fosas nasales, y el cuerpo vibrando visiblemente con cada aspiración y espiración.

Mientras palpa la respiración con su conciencia, deje que todo lo que surja con la corriente de la respiración lo haga sin impedimentos y que todo lo que refluye en la corriente de la respiración se disuelva.

Reciba cada sensación, pensamiento, sentimiento o emoción nuevos con el corazón y la mente abiertos. Dé la bienvenida a todo lo que tenga que decirle la respiración.

Ahora siéntase como la respiración. Sienta a la respiración siendo usted surgiendo y yéndose, expandiéndose y asentándose, pero volviendo siempre al punto sereno de la quietud. Deje de observar a su respiración y penetre en la respiración con todo su ser y déjese penetrar por la respiración. Al principio concéntrese en la sensación de su propia expansión y contracción, flujo y reflujo, y de la fluidez de este movimiento en continuo cambio de la fuerza vital. Luego, pase gradualmente a sentirse como el punto sereno de quietud desde el que surge la respiración, desde el que surge usted en cada momento. Permítase llegar a estar saturado de esa quietud. Permítase llegar a ser esa quietud que es su centro. Aun cuando se sienta surgiendo y disolviéndose con cada aspiración y espiración, experimente la quietud como eterna. Déjese ser penetrado por la plenitud de este momento. Sienta cada respiración como un anuncio que celebra su propia llegada a casa.

BIBLIOGRAFÍA

Bhikkhu, Buddhadasa, *Atención plena con la respiración*, Bodhi editorial, 2009.

Calais-Germain, Blandine, *Anatomía para el movimiento*, La liebre de marzo, 2007.

Grof, Stanislav y Grof, Christina, *La respiración holotrópica*, La liebre de marzo, 2011.

Hansmann, Brigitte, *Respirar con árboles*, Urano ediciones, 2013.

Lewis, Dennos, *El Tao de la respiración natural*, Gaia ediciones, 2012.

Shaw, Scout, *El pequeño libro de la respiración*, Arkano Books, 2009.

Sivapriyananda, Swami, *El poder secreto de la respiración tántrica*, Obelisco, 2008.

Vidal Santos, Gema, *La sabiduría de la respiración*, Natural ediciones, 2009.

Yogi Ramacharaka, *Aprender a respirar*, Librería Argentina ediciones, 2006.

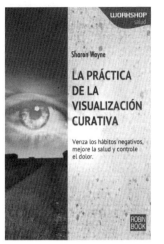

LA PRÁCTICA DE LA VISUALIZACIÓN CURATIVA

Sharon Wayne

La visualización curativa es una actividad natural que consiste en la creación consciente de impresiones sensoriales con el propósito de dar un giro en la vida. Estas representaciones mentales que cualquiera puede fabricarse pueden ser una poderosa herramienta para mejorar en cada faceta de nuestra vida, como forma de terapia o proceso de curación y control del dolor. Pero, ¿cómo se realiza la visualización curativa? ¿Es difícil? ¿Para qué puede utilizarse? Este libro le mostrará su capacidad para visualizar a fin de que pueda aprovechar esta actividad y pueda ayudarle a mantenerse apto, saludable y feliz.

- Reglas para una visualización efectiva.
- Aplicaciones para la autocuración de diferentes enfermedades.
- Aprenda a modificar la manera como interactúa con otras personas.
- La visualización programada para lograr objetivos.
- Ejercicios para mejorar los aspectos positivos de la vida.

TÉCNICAS TAOÍSTAS PARA VIVIR MÁS

Iravan Lee

Energía, esencia y mente son los tres grandes tesoros taoístas. Siguiendo el orden natural de las cosas, el Taoísmo persigue la purificación a través del control de los apetitos y las emociones, y lo hace mediante una serie de técnicas como son el control de la respiración, la meditación, una particular forma de preservar la energía a través de la sexualidad y otras técnicas que acercan a la persona a la consciencia pura y a la verdad interna de todas las cosas.

Este libro le muestra algunas de las técnicas y ejercicios que el Tao viene practicando desde hace miles de años con el objetivo de que logre una vida armoniosa y saludable durante mucho más tiempo.

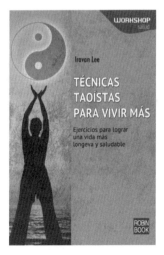

- La respiración lenta, profunda, armoniosa y tranquila.
- Regular la mente para llegar a la meditación.
- La regulación del cuerpo y la energía sexual.
- Los ejercicios del Tao In.
- Procesos de armonización según el Chi Kung.

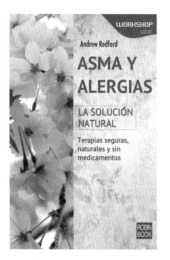

ASMA Y ALERGIAS

Andrew Redford

El sistema inmunológico suele reaccionar de forma exagerada a sustancias que suelen ser inofensivas, tales como ácaros o el mismo polen. El cuerpo produce un anticuerpo que reconoce al alérgeno, liberando determinadas sustancias, como la histamina, que provoca los síntomas alérgicos que pueden afectar los ojos, la nariz, la garganta o bien las vías respiratorias, pudiendo producir en este caso episodios asmáticos. Este libro relata todos aquellos factores que inciden en episodios alérgicos y ofrece un abanico de alternativas naturales para combatirlos, desde la homeopatía, la naturopatía, la acupuntura o la aromaterapia. Y dedica una especial atención a las alergias alimenticias y las que afectan –cada vez más– a los niños.

- ¿Existe una conexión directa entre bienestar emocional y alergias?
- ¿Cómo pueden curar las hierbas?
- ¿Cómo puede evitarse la toxicidad de ciertos alimentos?
- ¿Qué papel juega la dieta en la aparición de una alergia?

LA ALIMENTACIÓN ENERGÉTICA

Robert Palmer y Anna Cole

Una nutrición idónea permite un correcto trabajo de las funciones vitales e incrementar el potencial de las competencias cerebrales. Por eso es tan importante llevar una alimentación correcta, es la mejor alternativa de cara a tener una buena salud. En cambio, una nutrición incorrecta reduce la inmunidad ante las enfermedades, altera el desarrollo físico y mental de los más jóvenes y reduce la productividad.
Este libro ofrece los conocimientos básicos para llevar una alimentación adecuada de cara a saber qué alimentos necesita el organismo y cómo afectan al estado de salud general de cada persona, así como las combinaciones óptimas que redundarán en un mejor bienestar.

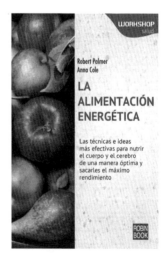

- ¿Es posible eliminar las proteínas animales?
- ¿Cuáles son las vitaminas esenciales para el cerebro?
- ¿Por qué la fibra ayuda a combatir el estreñimiento?
- ¿Cómo se detecta una carencia de vitaminas o sales minerales?

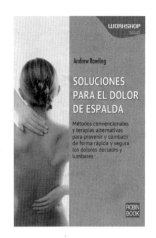

SOLUCIONES PARA EL DOLOR DE ESPALDA
Andrew Rowling

El dolor de espalda es la molestia más común que afecta a todo tipo de personas. La mayoría de estos dolores —que pueden surgir de repente—, son debidos a malos hábitos posturales. Existe un método muy simple para evitarlos: la prevención. Es suficiente tener una cierta disciplina diaria para acometer una práctica que le ayudará a mantener la espalda en un estado funcional satisfactorio.

Este libro le guiará mediante una serie de ejercicios muy fáciles de realizar que podrá llevar a cabo en su hogar con el fin de que pueda consolidar la musculatura vertebral, y aliviar así el dolor de espalda que le está atenazando.

- La espalda y el trabajo profesional.
- Cómo realizar correctamente los pequeños gestos cotidianos.
- Aprenda a conocer mejor su espalda.

TÉCNICAS DE LA SEXUALIDAD ORIENTAL
Amanda Hu

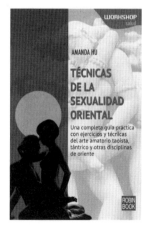

La sexualidad es un instrumento poderoso para conseguir una mejor calidad de vida. Su conocimiento es algo muy arraigado en casi todas las culturas. Pero el taoísmo incorpora una serie de técnicas en la que intervienen ejercicios, como son la respiración, el movimiento o una dieta alimentaria adecuada que no sólo mejoran el placer sino también la calidad de las relaciones sexuales. Las enseñanzas procedentes de la sexualidad oriental no sólo pueden conseguir alargar la vida, también son un poderoso aliado capaz de dar una mayor energía sexual y satisfacción a la hora de vivir.

- Posturas, respiración y energía.
- Afrodisíacos y otros objetos para el goce de los sentidos.
- El arte milenario del masaje sensual japonés.